住院医师规范化培训丛书

头颈部影像诊断基础
鼻部卷

○ **总主编** 陶晓峰 鲜军舫 程敬亮 王振常

○ **主　编** 杨军乐 李松柏 唐作华

○ **副主编** 丁长伟 邬小平 白光辉

U0208043

人民卫生出版社

图书在版编目（CIP）数据

头颈部影像诊断基础.鼻部卷/杨军乐,李松柏,唐作华主编. —北京:人民卫生出版社,2020.9
（住院医师规范化培训丛书）
ISBN 978-7-117-30149-7

Ⅰ.①头… Ⅱ.①杨…②李…③唐… Ⅲ.①头部-疾病-影象诊断-技术培训-教材②颈-疾病-影象诊断-技术培训-教材③鼻疾病-影象诊断-技术培训-教材 Ⅳ.①R651.04②R653.04③R765.04

中国版本图书馆 CIP 数据核字（2020）第 161729 号

| 人卫智网 | www.ipmph.com | 医学教育、学术、考试、健康，购书智慧智能综合服务平台 |
| 人卫官网 | www.pmph.com | 人卫官方资讯发布平台 |

头颈部影像诊断基础　鼻部卷

主　　编：杨军乐　李松柏　唐作华
出版发行：人民卫生出版社（中继线 010-59780011）
地　　址：北京市朝阳区潘家园南里 19 号
邮　　编：100021
E - mail：pmph @ pmph.com
购书热线：010-59787592　010-59787584　010-65264830
印　　刷：人卫印务（北京）有限公司
经　　销：新华书店
开　　本：787×1092　1/16　印张：12
字　　数：307 千字
版　　次：2020 年 9 月第 1 版　2020 年 9 月第 1 版第 1 次印刷
标准书号：ISBN 978-7-117-30149-7
定　　价：62.00 元
打击盗版举报电话:010-59787491　E-mail:WQ @ pmph.com
质量问题联系电话:010-59787234　E-mail:zhiliang @ pmph.com

编 者 （以姓氏笔画排序）

丁长伟　中国医科大学附属盛京医院
王　月　中国医科大学附属盛京医院
王　鹏　复旦大学附属眼耳鼻喉科医院
公　婷　西安交通大学附属西安市中心医院
孔繁星　中国医科大学附属盛京医院
白光辉　温州医科大学附属第二医院
包　兵　复旦大学附属眼耳鼻喉科医院
曲鑫鑫　中国医科大学附属盛京医院
朱婧怡　中国医科大学附属第一医院
邬小平　西安交通大学附属西安市中心医院
刘　畅　中国医科大学附属盛京医院
刘俊华　复旦大学附属眼耳鼻喉科医院
齐　萌　复旦大学附属眼耳鼻喉科医院
纪权书　中国医科大学附属盛京医院
李松柏　中国医科大学附属第一医院
杨军乐　西北大学附属第一医院
肖泽彬　复旦大学附属眼耳鼻喉科医院
张　放　复旦大学附属眼耳鼻喉科医院
陈　裕　温州医科大学附属第二医院
周蓉先　复旦大学附属眼耳鼻喉科医院
孟凡星　中国医科大学附属盛京医院
洪汝建　复旦大学附属眼耳鼻喉科医院
耿　悦　复旦大学附属眼耳鼻喉科医院
郭林英　复旦大学附属眼耳鼻喉科医院
唐　维　济宁市第一人民医院
唐作华　复旦大学附属眼耳鼻喉科医院
黄文虎　复旦大学附属眼耳鼻喉科医院
黄婉莹　中国医科大学附属盛京医院
银小辉　西安交通大学附属西安市中心医院
程玉书　复旦大学附属眼耳鼻喉科医院
樊晓雪　中国医科大学附属盛京医院
潘宇澄　复旦大学附属眼耳鼻喉科医院

序

　　随着科学技术的飞速发展,各种新的影像检查设备和技术不断涌现,医学影像学成为医学领域发展最快的学科之一,在临床诊断和治疗过程中扮演着越来越重要的角色,发挥越来越重要的功能。特别是 2020 年初突然暴发的新型冠状病毒肺炎疫情,更是把影像医学推上了抗击疫情的最前沿,成为抗击疫情、救治病患、确定疗效必不可少的环节,使更多的人看到医学影像学在未来医疗过程中不可或缺的作用和价值。

　　头颈部影像学是医学影像学非常重要的组成部分,涵盖了眼科、耳鼻咽喉科、神经外科、口腔科、普外科、血管外科等多个学科。近年来也越来越受到重视和关注。头颈部解剖复杂、精细,病变多样,影像诊断和检查一直是临床诊断和教学的难点,特别是对于住院医师和初、中级医师,普遍感觉缺乏一套针对头颈部影像学的基本理论、基本解剖、基本病理基础、基本病变诊断思路为主的工具书。因此,以中国医师协会放射医师分会头颈影像专业委员会和中华医学会放射学分会头颈放射学学组为核心,汇集百余位头颈部影像学和病理学顶级专家,共同撰写了主要针对初、中级医师及住院医师的专业影像学丛书——《头颈部影像诊断基础》,共 7 册,分别为鼻部卷、耳部卷、颈部卷、颅底卷、口腔颌面卷、咽喉卷及眼部和神经视路卷。

　　在传统经典影像学内容的基础上,本丛书更侧重头颈部影像学诊断基础的培训,基本影像学表现与病理基础的对应分析,以及头颈部常见病的诊断思路引导,并附加部分练习加深理解。本丛书各分册收录的疾病种类齐全、分类清晰。影像学表现按检查方法、解剖基础和疾病的影像学特点,并适当结合新的磁共振功能成像,进行了深入浅出的介绍。每种疾病都配有高质量的病理图片和说明,以及大量的典型病例图像,并提出临床诊断思路,力求对疾病进行全面、详细地阐述,以便加深学员理解。

　　作为一套兼顾影像学和病理学的系统头颈部影像学丛书,它以住院医师和初、中级医师为主要读者对象,并着眼于临床实际工作中的需求,相信这套丛书会成为大家在临床工作中的良师益友。特别感谢各分册主编在百忙中高效地完成此次编写工作,感谢所有为丛书编写而辛勤工作的各位专家和工作人员。

　　由于首次尝试此种编写方式,鉴于水平有限,形式和内容可能会存在各种问题,希望广大读者给予批评和指导。

陶晓峰　鲜军舫　程敬亮　王振常
2020 年 5 月

前　言

目前,影像学检查不仅可在术前提供疾病的诊断及定位信息,并且越来越多地参与治疗及随访。影像工作者需要不断积累经验来提高诊断能力,还需要不断学习新知识和新技术以满足临床的需求。近年来,在众多影像工作者的努力下,头颈部特别是鼻部影像学检查水平得到了全面提升,已经成为鼻部疾病的常规检查手段,并且越来越受到临床及影像工作者的重视。

本书是《头颈部影像诊断基础》系列丛书的一个分册,适用于参加住院医师规范化培训或专科医师培训的人员。全书共9章,结合相关病例和典型图片,系统地介绍了鼻部常见病变的病理特点、影像学表现、诊断思路及鉴别诊断,注重鼻部影像学诊断基础的培训,病变基本影像学表现与病理基础的对照分析,以及常见疾病的诊断思路引导。此外,本书附加部分练习题,使读者能加深理解,在一定程度上提高对疾病的诊断及鉴别诊断能力及水平。

本书涉及的知识面广,为力求准确表达作者意愿,尽可能多地参阅了相关文献,但因水平有限,难免存在错误、疏漏和不足之处,恳请广大读者批评指正。

杨军乐　李松柏　唐作华
2020 年 5 月

目　录

第 一 章

检 查 方 法

随着影像技术的不断发展,X线平片检查鼻腔和鼻窦与颌面部、眼眶及头颅结构相重叠,对鼻窦的细小解剖结构很难精准显示,更不能满足临床诊断所需,所以,除常规体格检查及部分拍摄体位仍在应用外,基本上已被计算机断层扫描(computed tomography,CT)所替代。CT对细小解剖结构及其空间关系显示良好,尤其是多排螺旋CT(multi-detector row spiral CT,MDCT),一次扫描可进行任意平面图像重组。磁共振成像(magnetic resonance imaging,MRI)对软组织分辨率高,可显示鼻腔及鼻窦黏膜,根据信号特征进行定性诊断,尤其在病变组织累及范围和界定边界方面占有优势。目前,CT 和 MRI 成为鼻腔及鼻窦的主要影像学检查方法。

(一) X线检查

1. 鼻颏位(华氏位) 一般以鼻颏贴片,听眦线与检查台呈 37°,从后向前通过鼻尖投射片上,常用于检查上颌窦、眶底等结构。

2. 额位(柯氏位) 通常以鼻额贴片,中心射线向足侧倾斜 15°,从后向前通过鼻根投射片上,常用于检查额窦、筛窦及眼眶等结构。

3. 鼻骨侧位 常取卧位,使头颅矢状位与检查台平行,鼻根对准胶片中心,常用于鼻部外伤检查。

(二) CT 检查

CT扫描是诊断鼻腔、鼻窦疾病首选的影像学检查方法。在空间分辨率上明显优于 X 线检查,另外对于解剖细节显示较好,结构无重叠,临床及影像上常使用冠状位和轴位。

冠状位:扫描线垂直于眶耳线,自外耳道前 2cm 开始向前扫描,可依次显示蝶窦、筛窦、上颌窦和额窦的上壁、下壁、内壁、外壁,对鼻窦炎手术有实际指导意义。轴位:即水平位,层面高度因检查的鼻窦而异,上颌窦及鼻腔扫描自眶耳线下方 5cm 开始,筛窦、额窦略高。主要显示各壁的情况。

1. 螺旋 CT 扫描 MDCT 一次扫描可多平面重建。受检者取仰卧位,头颅位于头颅机架内,横向定位线位于听眦线,纵向定位线与面部正中线一致。扫描范围:从上颌骨齿槽突下缘向上至额突顶部。扫描参数:电压 ≥120kV,电流 ≥200mA,准直器宽度 1~2mm,矩阵 ≥512×512,视野(field of view,FOV)为 20cm×20cm。图像重建参数:软组织及骨算法重建。图像重建间隔一般为 2~5mm,层厚为 2mm。骨窗采用窗宽约 1 500~3 000HU,窗位约 150~400HU;软组织窗采用窗宽约 300~400HU,窗位约 40~50HU。

2. 非螺旋 CT 扫描 受检者取仰卧位,头颅过伸,纵向激光线与面部正中线重叠,扫描线垂直于听眦线下缘,范围从鼻前庭到蝶窦后壁。扫描参数:电压 ≥120kV,电流 ≥100mA,层厚

2mm,矩阵≥512×512,FOV 为 20cm×20cm。窗技术与螺旋 CT 扫描相同。

血管性病变与软组织病变采用平扫及增强扫描方式。一般使用高压注射器,对比剂剂量为 1.5~2.0ml/kg,流率约 2~3ml/s,延迟扫描根据病变来决定。

（三）MR 检查

MR 检查有较高的软组织分辨率,可清楚地显示病变范围及其周围情况,可弥补 CT 对软组织分辨率的不足,但是在显示骨结构方面不及 CT。MR 检查体位与 CT 相同,范围包括整个颌面部,具体情况应根据病变范围进行相应调整。

线圈多采用头颅多通道线圈。扫描基线:冠状位扫描基线一般为听眶线下缘的垂直线,轴位扫描基线一般为听眶线下缘。扫描序列:轴位通常采用 T_1WI 和 T_2WI,冠状位通常采用 T_1WI,必要时加扫矢状位。如要确定病变内有无脂肪成分,需在 T_2WI 上进行脂肪抑制序列扫描。增强扫描采用 T_1WI,每间隔 20~30s 扫描 1 次,一般扫描 10 次。扫描参数:层间距约 1mm,层厚约 3~5mm,矩阵≥224×256,FOV 为 20cm×20cm。

═══ 练习题 ═══

1. 名词解释

鼻颏位

2. 选择题

鼻窦 X 线检查方法不包括

　A. 华氏位　　　　B. 鼻骨正位　　　　C. 柯氏位　　　　D. 鼻骨侧位

3. 简答题

（1）简述鼻腔和鼻窦最常规的影像学检查方法。

（2）简述鼻腔和鼻窦常规影像学方法的利弊。

选择题答案：B

（公　婷　杨军乐）

═══ 推荐阅读资料 ═══

［1］邓洁,杨智云,史剑波.磁共振成像的基本原理及在鼻部疾病诊疗中的应用.中华耳鼻喉头颈外科杂志,2019,54(11):875-880.

［2］雍军,张华,陈晓飞,等.螺旋 CT 图像后处理在鼻腔鼻窦疾病诊断中的应用与评价.临床耳鼻喉头颈外科杂志,2007,21(20):922-925.

［3］RIX L,HAKANSSON K,LARSEN C G,et al. Management of chronic rhinosinusitis with nasal polyps and coexisting asthma：A systematic review. Am J Rhinol Allergy,2015,29(3):193-201.

［4］ADNANE C,ADOULY T,ZOUAK A,et al. Quality of life outcomes after functional endoscopic sinus surgery for nasal polyposis. Am J Otolaryngol,2015,36(1):47-51.

第 二 章

鼻的影像学解剖与变异

第一节　鼻的正常影像学解剖

鼻是人体嗅觉器官,分为外鼻、鼻腔和鼻窦三部分。外鼻位于面部中央。鼻腔是位于两侧面颅之间的腔隙,其上方、后方、侧方由左右成对的鼻窦环绕,与颅前窝、颅中窝、口腔和眼眶紧密毗邻,仅由一层薄骨板相互隔开。鼻窦开口于鼻腔,两者黏膜互相移行为一体。

（一）外鼻

外鼻以鼻和软骨为支架,外覆皮肤和少量皮下组织。外鼻呈锥形,上窄下宽,构成鼻腔的前壁。上端位于两眶之间,与额部相连,称为鼻根,向前下延续为鼻梁,鼻梁两侧为鼻背,其下端向前方凸出称为鼻尖,鼻尖两侧呈弧形扩大称鼻翼。外鼻下方有一对鼻孔,是气体进出呼吸道的门户。

外鼻的骨性支架由额骨的鼻突、鼻骨及上颌骨的额突构成。

鼻骨为成对的不规则四边形骨片,位于鼻梁的最高部位,两侧鼻骨大致对称,可分为两面四缘。前面自上而下略凹,从外向内稍凸,有肌纤维附着于该骨面;后面外半部有从上而下的纵深沟,为鼻睫神经沟,内半部有骨嵴,两侧骨嵴合成鼻骨嵴,此嵴由上而下与额棘、筛骨正中板的前上缘及鼻中隔软骨相连。鼻骨上缘窄而厚,呈锯齿状,与额骨的鼻骨切迹相连,形成鼻额缝;下缘宽而薄,接游离的鼻软骨,是鼻骨骨折的好发区;内缘上厚下薄,与对侧的同名骨相连,形成鼻骨间缝;外缘呈锯齿形,与上颌骨额突相连,形成鼻上颌缝。

鼻骨的中下部有一小孔,称鼻骨孔,内有鼻外动脉、静脉及神经通过,成人鼻骨孔一般位于鼻骨中下 1/3 ~ 1/2,未成年人鼻骨孔分布较成人靠上、靠外,一般位于近鼻骨上中 1/2 交界处。

（二）鼻腔

鼻腔是一个由鼻中隔一分为二的顶窄底宽的不规则腔,每侧鼻腔由鼻前庭和固有鼻腔组成。

1. **鼻前庭**　位于鼻腔前下,即鼻腔最前端,介于前鼻孔与固有鼻腔之间,起自鼻缘,止于鼻内孔。

2. **固有鼻腔**　具有内侧壁、外侧壁、顶壁、底壁及不完整的后壁。

（1）内侧壁:即鼻中隔,由软骨部和骨部两部分组成,软骨部居前,呈四边形,骨部由筛骨垂直板、蝶骨嵴、犁骨及腭骨构成。

（2）外侧壁:有 3 个呈阶梯状排列的鼻甲（分别为上、中、下鼻甲）,从下往上递次缩小1/3。上鼻甲属于最小的鼻甲,有时仅为一条黏膜皱襞。中鼻甲位于鼻甲的下外侧,为前组鼻窦的开口引流所在。下鼻甲为最大的鼻甲,附着于上颌骨鼻甲嵴和腭骨垂直板,其上缘有三个突起,从前向后分别为泪突、上颌突及筛突。

1)上鼻甲及上鼻道:上鼻甲属筛骨的一部分,是各鼻甲中最小者,有时仅为一黏膜皱襞。后组筛窦开口于上鼻道。上鼻甲内上方有一凹陷称为蝶筛隐窝,位于筛骨与蝶窦前壁所形成的角内,为蝶窦的开口处。

2)中鼻甲与中鼻道:中鼻甲属筛骨的一部分,分为垂直部和水平部,前端附着于筛窦顶壁筛骨水平板连接处的前颅底,下端游离垂直向下,后端延伸到筛窦下方,与颅底无直接的骨性连接。中鼻甲后部在向后延伸中,逐渐向外侧转向,附着在纸板后部,并向上连接于前颅底,称为中鼻甲基板。中鼻甲基板将筛窦分为前组筛窦和后组筛窦,其生理作用是能减少前组鼻窦的炎症向后组鼻窦扩散。

中鼻道位于中鼻甲的下外侧,为前鼻窦的开口引流所在。

3)下鼻甲及下鼻道:下鼻甲骨为独立呈水平状卷曲的薄骨片,是三个鼻甲中最大者,呈水平位附着于上颌骨鼻甲嵴和腭骨垂直板,其上缘有三个突起,位于前方较小、突向上方者称为泪突,与泪骨相连,形成鼻泪管的一部分;位于中部向外下方卷曲者称为颌突,与上颌骨及腭骨的上颌突相连,形成上颌窦的一部分;位于后方者称为筛突,与筛骨的钩突相连,参与构成上颌突口和鼻囟口。

(3)顶壁:较狭小,分三段,前段为额骨鼻部及鼻骨的背侧面;中段为筛骨水平板(分隔颅前窝与鼻腔);后段由蝶窦前壁构成。

(4)底壁:即口腔的顶,前3/4由上颌骨腭突构成,后1/4由腭骨水平板构成。

(5)后壁:不完整,为后鼻孔上方的蝶骨体前壁。

(三)鼻窦

鼻窦是鼻腔周围颅骨内一些开口于鼻腔的含气腔,共4对,左右排列,分别为额窦、筛窦、上颌窦及蝶窦。根据窦口引流位置、方向及鼻窦位置,分为前组鼻窦和后组鼻窦,前组鼻窦包括上颌窦、前组筛窦、额窦,引流至中鼻道;后组鼻窦包括后组筛窦、蝶窦,后组筛窦引流至上鼻道,蝶窦引流至蝶窦隐窝,进而引流至上鼻道。

1.**额窦**　是位于额骨两骨板之间的不对称的一对窦腔,出生时额窦还未形成,6个月~2岁开始气化,6~7岁额窦发展较快,20岁发展至成人状态。额窦通过额隐窝引流至中鼻道。

(1)前壁:为额骨鳞部外板,骨质坚厚,含有骨髓,额窦炎时可发生骨髓炎。

(2)后壁:为额骨鳞部内板,较薄,窦内黏膜静脉常通过此壁与硬脑膜静脉相连,故额窦炎有发生颅内并发症的危险。

(3)内壁:为分隔两侧额窦的骨性间隔。

(4)底壁:外侧3/4为眼眶顶部,其余内侧部分为前组筛窦顶,骨质最薄,尤其在眶内上角部分,所以由额窦炎所引起的眶壁骨膜下脓肿多发生于眶内上角部分。

2.**筛窦**　位于筛骨体内,分为前、后组筛窦。前组筛窦引流入中鼻道,后组筛窦引流入上鼻道。筛窦变异较多,结构复杂。胚胎3~4个月气化开始发育,出生时有几个气房,12岁达成人状态。

(1)前壁:由额骨筛切迹、鼻骨嵴和上颌骨额突组成。

(2)后壁:为蝶窦前壁。

(3)内侧壁:鼻腔外侧壁上部,附有上鼻甲和中鼻甲。

(4)外侧壁:即眼眶内侧壁,大部分由泪骨、筛骨纸板构成,额骨下缘、蝶骨前部、上颌骨、腭骨泪突亦参与外侧壁构成。纸样板和额骨眶板之间有额筛缝,从前向后有筛前动脉孔、筛后动脉孔,相应动脉经此进入筛窦。

（5）顶壁:内侧与筛骨水平板连接,外侧与额骨眶板延续,顶壁上方为颅前窝。

（6）下壁:为中鼻道的外侧壁结构,由筛泡、钩突、筛漏斗等构成。

3. 上颌窦　为最大的鼻窦,开口于囟门部的前上方。上颌窦发育较早,出生时上颌窦直径可达6~8mm。上颌窦前壁又称尖牙窝;上壁形成眶底;后壁较窄,构成翼腭窝的前界;内侧壁构成鼻腔的外侧壁;下壁为上颌骨的牙槽突。

（1）前壁:中央处骨质最薄,略凹陷,称为尖牙窝。在尖牙窝上方,眶下缘之下有一骨孔,称眶下孔,有眶下神经和血管通过。

（2）后外侧壁:与翼腭窝及颞下窝毗邻。

（3）内侧壁:鼻腔外侧壁下部分,内上方邻接后组筛窦,上颌窦自然开口位于内侧壁前上方。

（4）上壁:即眼眶底壁,骨壁薄,有从后向前走行的眶下管,内有眶下神经、血管。如眶下管下缘骨质缺损,眶下神经、血管直接暴露于上颌窦黏膜下。

（5）下壁:上颌骨牙槽突,为上颌窦各骨壁中骨质最厚者,与上列第二尖牙及第一、第二磨牙根部关系密切,其牙根与上颌窦仅由一层菲薄骨质相隔,有时直接埋藏于窦内黏膜之下,故牙根尖感染容易侵入窦内,引起牙源性上颌窦炎。

4. 蝶窦　位于蝶骨体内,鼻腔后上方。3岁时开始发育,6岁时大部分已发育,至青春期两侧窦腔大小不一致,形态各异。蝶窦开口于前壁,引流入蝶筛隐窝。

（1）上壁:构成蝶鞍底部,蝶鞍上方为脑垂体,前有视交叉沟。

（2）下壁:为后鼻孔上缘和鼻咽顶,其外侧有翼管,内为翼管神经。

（3）前壁:参与构成鼻腔顶壁的后部和筛窦后壁。前壁内侧界为蝶骨嵴,连接鼻中隔后上缘,前壁外侧为最后筛房的后壁,即蝶筛板。

（4）后壁:骨质较厚,毗邻枕骨斜坡。

（5）内侧壁:即骨性蝶窦中隔,如缺如,蝶窦为一个窦腔。

（6）外侧壁:毗邻结构复杂,与海绵窦、视神经管、颈内动脉毗邻,在气化良好的蝶窦,视神经管和颈内动脉在外侧壁形成隆起,骨壁菲薄甚至缺如。

第二节　鼻的正常影像学表现

1. CT　为鼻腔和鼻窦的主要影像学检查方法,常规以轴位或冠状位扫描为主,矢状位为辅。

（1）轴位:对鼻中隔、后鼻孔和各鼻窦的窦壁、翼腭窝显示良好(图2-2-1A~图2-2-1J)。

（2）冠状位:对鼻道窦口、筛板、前颅底及眼眶等结构显示良好(图2-2-1K~图2-2-1N)。

（3）矢状位:对额窦内外板及额隐窝区域显示良好(图2-2-1O~图2-2-1T)。

2. MRI　软组织对比好,对鼻腔、鼻窦软组织病变范围及其周围累及范围显示清晰。

（1）轴位:对眶尖、翼腭窝、颞下窝、鼻咽部及相邻结构显示较好(图2-2-2A~图2-2-2F)。

（2）冠状位:对眼眶、颅内结构,尤其海绵窦区域、垂体窝区域显示较好(图2-2-2G~图2-2-2L)。

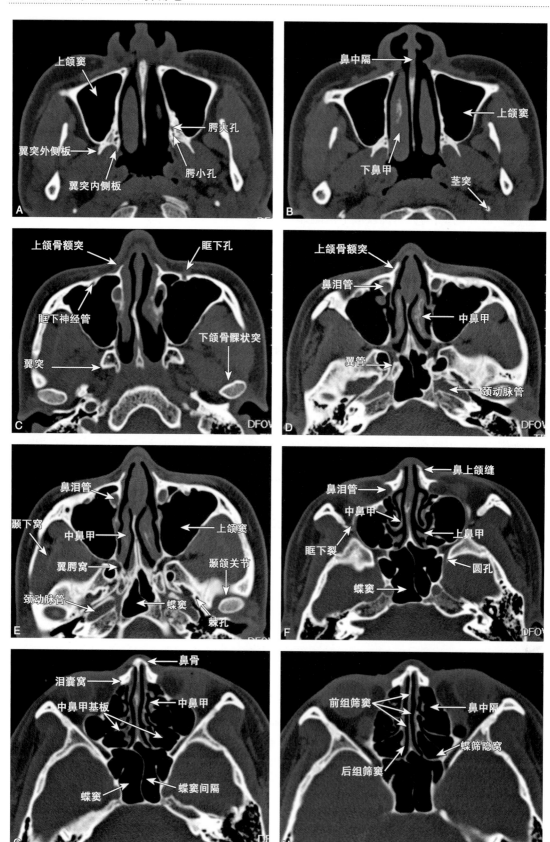

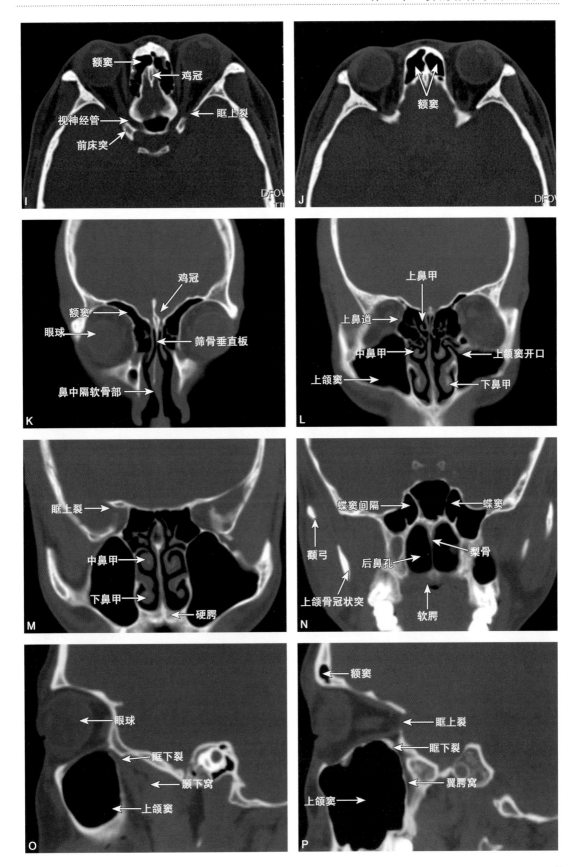

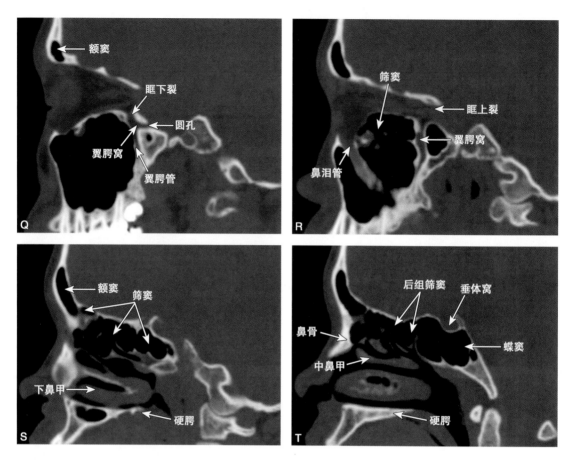

图 2-2-1　鼻的正常 CT 表现

分别为轴位(A~J)、冠状位(K~N)、矢状位(O~T)图像。

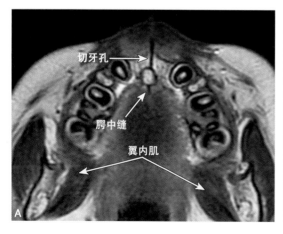

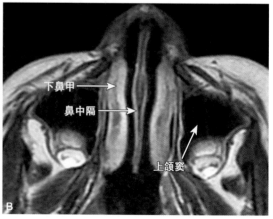

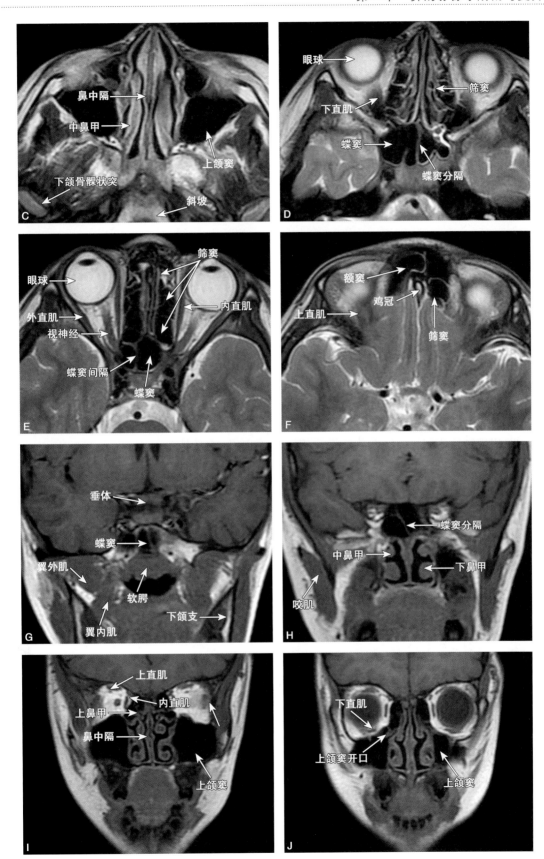

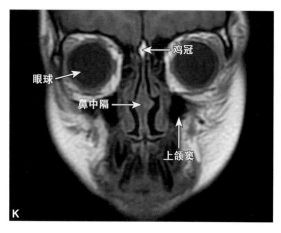
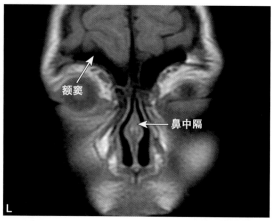

图 2-2-2 鼻的正常 MRI 图像

分别为轴位(A~F)、冠状位(G~L)图像。

第三节 鼻的常见变异

（一）外鼻

鼻骨的常见解剖变异主要为鼻骨孔的变异。

1. 超出正常分布范围 正常鼻骨孔出现在鼻骨中下 1/3~1/2 处、近鼻骨间缝侧，少数鼻骨孔出现在鼻上颌缝或鼻骨 1/2 以上的地方。

2. 出现数目不同 包括无鼻骨孔、一侧出现鼻骨孔、多鼻骨孔。

（二）鼻腔

鼻腔的常见解剖变异主要为内、外侧壁的变异，其中内侧壁变异较多见。

1. 内侧壁

（1）偏曲：最常见。根据形态可分为 4 种。

1）形偏曲（向左或向右偏）：鼻中隔软骨与筛骨垂直板向一侧偏曲，导致阻碍同侧鼻腔呼吸和引流（图 2-3-1A、图 2-3-1B）；

2）S 形偏曲：筛骨垂直板向一侧偏曲，鼻中隔软骨向另一侧偏曲，通常导致双侧鼻腔呼吸及引流；

3）嵴突：多为鼻中隔软骨、骨嵴或梨骨上缘混合偏曲，伸入中鼻道的嵴突，阻塞上颌窦及筛窦开口，位于前下方的嵴突常可导致鼻出血；

4）距状突：为局限性尖锐突起，常位于鼻中隔软骨后端或软骨与筛骨垂直板、梨骨交界处。

（2）鼻中隔气化：较少见，多源于蝶骨（图 2-3-1C）。

2. 外侧壁

（1）上、下鼻甲：变异较少见。上鼻甲缺如，或仅为黏膜皱襞，缺乏骨质；也可发生气化。下鼻甲可出现骨质增生（图 2-3-1D）。

（2）中鼻甲：变异较多见。

1）中鼻甲气化：最常见（图 2-3-1E），有时可伴有炎症。

2）中鼻甲反向偏曲：中鼻甲后部与前部相延续出现过度外折现象，可引起中鼻道狭窄。

3）骨质增生。

4）中鼻甲沟：即中鼻甲沟内侧面形成骨沟,通常无临床症状。中鼻甲气化和曲线异通常导致中鼻道的狭窄和阻塞,成为鼻窦阻塞性炎症的重要因素。

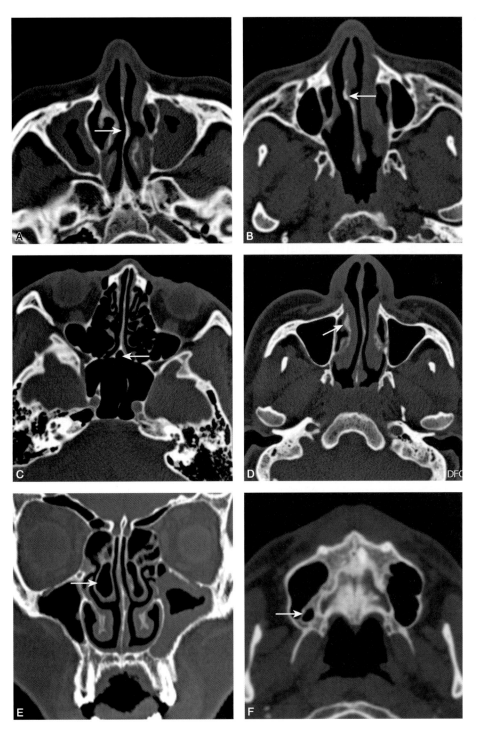

图 2-3-1　鼻的常见变异

A. 男,25 岁,鼻中隔向左侧偏曲;B. 男,48 岁,鼻中隔向右侧偏曲;C. 男,44 岁,鼻中隔气化,源于蝶骨;
D. 男,40 岁,右侧下鼻甲轻度骨质增生;E. 男,32 岁,中鼻甲气化;F. 男,29 岁,上颌窦窦腔分隔。

（三）鼻窦

1. 上颌窦

（1）窦腔分隔：上颌窦内可有膜性、骨性分隔,分隔有完全间隔和不完全间隔。冠状间隔将上颌窦分为前、后两腔,分别开口于中鼻道和上鼻道；矢状间隔将上颌窦分为上、下两个腔（图 2-3-1F）。

（2）发育不全或缺失：上颌窦发育时因骨质吸收不好、气化不良,致骨壁增厚、窦腔缩小或缺失。

（3）发育过度：向牙槽突伸展形成牙槽窝,向硬腭伸展形成硬腭窝,向上颌骨额突伸展形成眶下窝,向上颌骨颧突伸展形成颧窝。

2. 额窦

（1）窦腔分隔：窦腔中可出现骨嵴,多发生于窦腔的上壁。

（2）窦腔数目变异：双侧完全不发育或单侧不发育。

（3）发育过度：额突可伸展至颧突,向上至额结节以上,或超过眶顶至视神经孔。

3. 筛窦

（1）气化过度形成的变异是筛窦的主要变异。

1）鸡冠气化：引流至额隐窝,如引流不畅,鸡冠气房内可发生炎症或黏液囊肿。

2）向额骨眶上板伸展形成额筛气房。

3）向眼眶内下壁气化形成 Haller 气房,开口于中鼻道,可导致筛漏斗和上颌窦开口狭窄。

4）前组筛房向泪骨气化形成筛泪气房。

5）后组筛房向翼板或腭骨眶突气化形成筛腭气房,扩展至蝶骨大小翼或于蝶窦前上形成筛蝶气房,如扩展至蝶窦的上方或外侧,延伸到视神经管上方成为 Onodi 气房。

（2）筛窦发育不全或缺失：极为少见。

4. 蝶窦

（1）窦腔数目变异：如窦腔内存在 2 个以上的分隔,可将蝶窦分为多个窦腔。

（2）过度发育：可伸展至枕骨基底部、蝶骨大小翼、眶板、鼻中隔后部等,可有局部骨壁缺损,窦腔鼻黏膜直接与硬脑膜相连,颈内动脉管和翼管可突入窦腔,形成窦腔外侧壁、底壁的一部分。

（3）发育不全或缺失：一侧或两侧不发育,蝶窦内壁（蝶窦中隔）可缺损,使两腔相通,且只有一个开口。

═══════ 练习题 ═══════

1. 名词解释

鼻窦

2. 选择题

鼻腔正常变异不包括

A. 鼻甲气化　　B. 鼻中隔偏曲　　C. 鼻甲骨质吸收　　D. 鼻甲骨质增生

3. 简答题

（1）简述鼻腔和鼻窦常见的先天性疾病。

（2）简述鼻腔和鼻窦正常解剖。

（3）简述鸡冠气化引起的并发症。

选择题答案：C

（公　婷　邬小平）

══════ 推荐阅读资料 ══════

［1］陈洪昌.鼻内窥镜下同期手术治疗鼻中隔偏曲并慢性鼻-鼻窦炎效果分析.系统医学，2109,4(1):30-32.

［2］巧玲.临床护理路径在鼻内镜微创治疗鼻中隔偏曲的效果观察.中国卫生标准管理，2017,8(21):181-182.

［3］FENNICH H,DOGHMI N,RIM F,et al. Spontaneous rupture of right aortic sinus of Valsalva leading to massive cystic dissection of interventricular septum and complete heart block. Echocardiography,2018,35(12):2109-2112.

［4］CHAND G,GOEL R,KAPUR R. Dyke-Davidoff-Masson syndrome. Arch Neurol,2010,67(8):1026.

［5］何俊,扈祚良.慢性鼻窦炎与鼻腔解剖结构异常关系探讨.河北联合大学学报(医学版),2013,15(6):828-829.

［6］徐松波,尤国军,吴目武,等.鼻腔鼻窦解剖结构异常对慢性鼻-鼻窦炎发病影响的临床研究.中华解剖与临床杂志,2019,24(4):386-389.

第 三 章

鼻腔和鼻窦异物

【简介】

鼻腔和鼻窦异物是指由于外来物质因为各种原因进入鼻腔和鼻窦内,可引起阻塞。异物主要分为两大类,即外生性和内生性。外生性异物又分为三类:非生物类异物,如小玩物、小饰物及纽扣等;动物类异物,如昆虫、水蛭等;植物类异物,如果仁、果壳及豆粒类等。内生性异物,如鼻鼽及凝血块等。外生性异物可通过鼻孔或由于外伤进入鼻腔及鼻窦内;内生性异物可为外伤或先天性异常所致。根据异物的大小及形态不同,临床表现不同。多表现为一侧鼻塞,且伴有臭味。如异物光滑,且刺激性小,可无症状。异物较大时,可阻塞鼻腔,影响鼻窦引流,引起鼻窦炎,长期可导致鼻甲穿孔等临床症状。

【病理基础】

不同类型、不同部位的异物在鼻腔、鼻窦内停留时间不同发生的病理过程均不相同。如仅为单纯的鼻腔、鼻窦异物,可引起鼻腔和鼻窦的炎症、感染,继而化脓等病理过程;如异物累及颅内,则可引起脑脊液鼻漏、颅内感染等;如累及眼眶,则可造成眼周围肌肉损伤或视力下降等。

【影像学表现】

根据异物不同,影像学表现也不同。

1. CT 表现 对金属、玻璃等高密度异物有利于检出并显示;对塑料等异物显示欠佳(图3-0-1)。

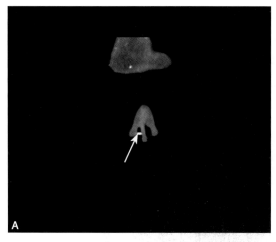
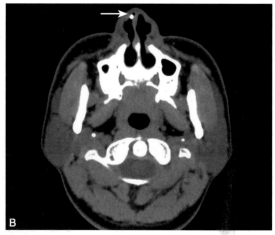

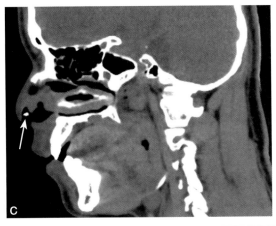
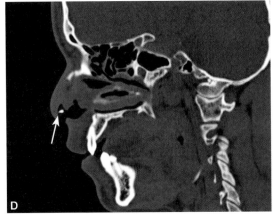

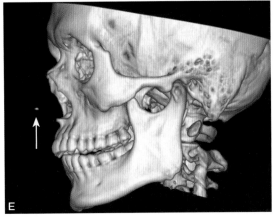

图 3-0-1 鼻腔异物 CT 表现

分别为冠状位(A)、轴位(B)、矢状位(C、D)及三维容积重建(E)图像;可见右侧鼻腔内点状(箭头)的高密度异物。

2. **MRI 表现** 对于木质、塑料等异物可表现为 T_1WI 低信号、T_2WI 低信号,对确定异物所引起的病变范围有明显优势。

【诊断思路及鉴别诊断】

1. 有明确外伤史或异物接触史。

2. 突然出现鼻塞、流鼻涕、涕中带血。

3. 影像学检查提示鼻腔、鼻窦内异常密度影。

出现以上三点时,应首先考虑鼻腔、鼻窦异物,如排除接触异物或外伤史,则需考虑鼻腔占位性病变。

<hr>

—— 练习题 ——

1. **名词解释**

   鼻腔异物

2. **选择题**

   下列外伤性鼻腔和鼻窦异物分类不包括

   A. 非生物类　　　　B. 生物类　　　　C. 动物类　　　　D. 植物类

3. **简答题**

   （1）简述鼻腔异物分类。

   （2）简述鼻腔异物的诊断要点。

   选择题答案：B

（银小辉　杨军乐）

—— 推荐阅读资料 ——

［1］常浩,徐艳萍,李阳阳.鼻腔异物合并先天性后鼻孔闭锁 1 例.中国耳鼻咽喉头颈外科,2019,26(7):396-397.

［2］李忠,王清平,刘迎锋.颅脑外伤合并视神经损伤的临床研究.国际神经病学神经外科学杂志,2016,43(1):19-21.

［3］KAREEMI H,GUSTAFSON J,GILES S M. The occasional nasal foreign body. Can J Rural Med,2019,24(2):65-68.

［4］SCOTT R A,WOOD C,KHAN I. The novel use of a nasal bridle system to remove a foreign body in the ear. Clin Case Rep,2019,7(7):1439-1441.

［5］王书敬,李聪颖.CT 值在鼻异物诊断中的应用.临床医药实践,2018,27(3):221-223.

第 四 章

鼻和鼻窦先天性病变

鼻腔和鼻窦先天性病变是指由于胚胎发育过程中因遗传因素、周围环境因素或其他不明原因导致的部分组织发育欠佳或未发育。常用的影像学检查方法有 X 线检查、CT 检查和 MR 检查。

第一节 脑脊液鼻漏

【简介】

脑脊液经颅前窝、颅中窝底部或其他先天性或外伤性导致的局部骨质缺损、菲薄处流入鼻腔，称为脑脊液鼻漏。一般根据病因可分为创伤性脑脊液鼻漏和非创伤性脑脊液鼻漏。创伤性脑脊液鼻漏又分外伤性和医源性；非创伤性脑脊液鼻漏分为自发性、先天性或其他病变（如肿瘤或炎症）引起的脑脊液鼻漏。另外，脑脊液鼻漏还可以根据位置分类，有时也根据是否合并脑膜膨出或颅内高压进行更详细地分类。鼻腔间断性或持续性流出水样、较清亮液体，单侧多见。一般头向一侧倾斜、低头用力、压迫颈静脉或用力咳嗽的情况下会出现流量增加，可提示脑脊液鼻漏的可能。外伤性脑脊液鼻漏流出物内可伴有血液。

【病理基础】

创伤性脑脊液鼻漏的病理基础是发生颅底骨折后，相应部位的硬膜也可能出现裂伤，若损伤较大，在颅内压的作用和脑搏动冲击下，脑组织、蛛网膜、硬脑膜通过骨折裂口疝入鼻窦内，嵌入物起着引流的作用，进而形成脑脊液鼻漏，且长期不能愈合。

【影像学表现】

根据部位不同，临床表现也不同，先天性脑脊液鼻漏常表现为蛛网膜下腔与鼻腔、鼻窦交通。

1. **CT 表现**　冠状位示颅底骨质不连续，以筛板多见，邻近窦腔内见软组织密度影。

2. **MRI 表现**　水成像可直接显示漏口位置，表现为蛛网膜下腔与邻近鼻腔、鼻窦之间有液体样信号相交通，漏口较小时 T_2WI 显示清晰，呈线样高信号，漏口较大时可合并脑膜或脑膨出。

【典型病例】

病例　患儿，男，2 岁 1 月，出生 3 个月后发现鼻根部包块，哭闹时包块有增大。CT 表现见图 4-1-1。

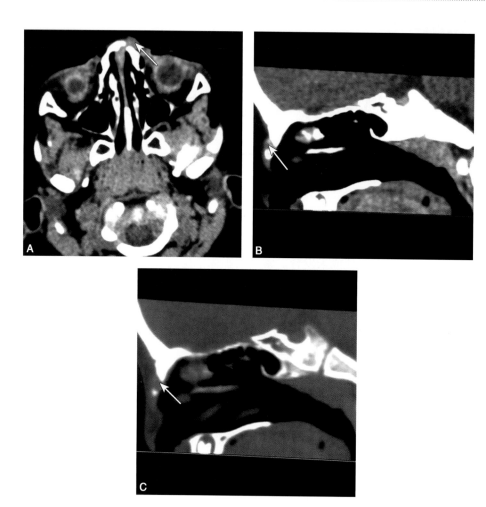

图 4-1-1 先天性脑脊液鼻漏 CT 表现
左侧鼻根部一椭圆形稍低密度影(箭),类似于软组织密度(A、
B),鼻骨局部缺损(C)。

【诊断思路及鉴别诊断】

CT 见漏口处骨质不完整及 MRI 显示漏口漏液,在冠状位水成像序列图像上显示漏口,表现为蝶窦、筛窦或鼻腔内的高信号与颅内蛛网膜下腔的脑脊液信号相连。

脑脊液鼻漏应与变应性鼻炎及鼻窦黏膜下囊肿相鉴别:变应性鼻炎可出现流清水样涕,但同时伴有连续喷嚏、鼻痒、鼻塞症状,有明确致敏原;鼻窦黏膜下囊肿以上颌窦最为多见,囊肿破裂时可流出黄色清凉液体,常为单侧。

第二节 先天性后鼻孔闭锁

【简介】

先天性后鼻孔闭锁是一种少见的鼻部畸形,可为单侧或双侧,属于家族遗传性疾病,也是导致新生儿鼻塞的常见先天性异常原因之一。先天性后鼻孔闭锁可分为完全性和部分性,根据组织成分可分为膜性、骨性、混合型。

【病理基础】

临床表现为周期性呼吸困难、发绀、嗜睡,新生儿若双侧后鼻孔闭锁,出现哺乳困难,可因窒息而导致死亡,长期导致患儿营养不良,严重会因吸入性肺炎而夭折。成人和儿童从小出现鼻塞、鼻黏膜肿胀、打鼾、鼻道因存在分泌物反复出现鼻窦炎,同时还可伴发各种畸形。

闭锁隔厚薄不一,可菲薄如纸,也可厚达12mm,多数为2mm。闭锁隔常为周边厚,中央薄,有时中央可见小孔,多呈偏转倾斜状。

【影像学表现】

1. X线表现 骨性闭锁在侧位片上显示良好,表现为后鼻孔骨质增生;膜性闭锁表现为透光气道连续性中断。

2. CT表现 轴位可清楚显示鼻道的闭锁程度,常表现为蝶骨翼突内板、犁骨增厚,呈骨性融合,从而导致后鼻孔完全闭锁;冠状位示鼻腔后缘变窄、邻近骨质增厚;矢状位示硬腭和蝶骨体底部骨质增生,直至融合。部分闭锁表现为闭锁间隔局部缺如。

【典型病例】

病例 患儿,男,1岁3天,呛奶,喉中有痰20余天。CT表现见图4-2-1。

【诊断思路及鉴别诊断】

儿童多见,常伴鼻塞、张口呼吸及鼻腔分泌物增多,鼻腔气道连续性中断,闭锁隔多位于硬腭后缘。

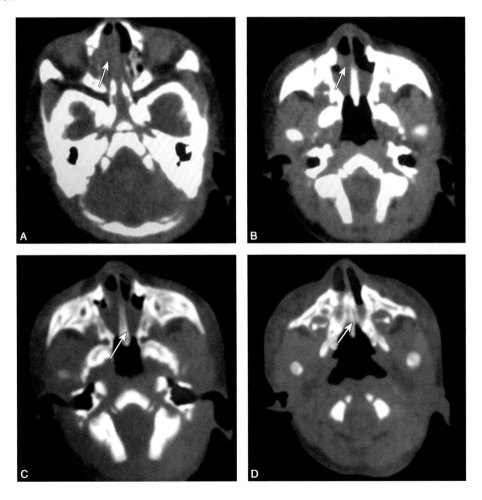

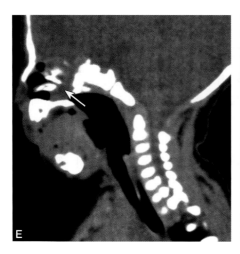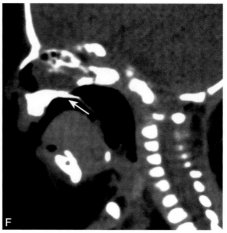

图 4-2-1　先天性后鼻孔闭锁 CT 表现

双侧鼻腔内液体样低密度影(箭;A、B);犁骨增厚(箭;C)、后鼻孔较窄(箭;D);双侧鼻腔内见液体样低密度影,后鼻孔变窄(箭;E),口咽腔相对增大(箭;F)。

先天性后鼻孔闭锁应与下鼻甲肥大和粘连性瘢痕相鉴别。下鼻甲肥大:常为对称性,无骨质增生及硬化边,与周围骨质结构之间存在间隙。粘连性瘢痕:常有感染病史,如鼻腔手术史及梅毒等。

第三节　鼻皮样窦道和囊肿

【简介】

一般认为鼻皮样窦道和囊肿属于外鼻的畸形,比较罕见,由于胚胎发育过程中外胚层组织被包埋残留所导致,可发生于鼻正中线的任何位置。

【病理基础】

婴幼儿期发生,无明显自觉症状,故在儿童期和成人期被确诊,通常表现为鼻背部中线有一凹陷,以鼻远端最常见,鼻部皮肤局部隆起,表面光滑,有移动感,可从瘘管位置挤出分泌物,有的瘘管内可见毛发。若出现反复感染,可引起瘘管周围红、肿及流脓的表现,严重者可引起颅内感染。

【影像学表现】

1. X 线表现　初步判断病变位置,正位片示鼻中隔局部增宽、眼间距增宽;侧位片显示较佳,呈囊袋样改变。

2. CT 表现　轴位骨窗显示较清晰。最常见也较典型的病变位于鼻背部,可见类圆形骨质缺损区,边缘光整,鼻骨向两侧裂开,增强后无强化。病变可向后累及鼻中隔,导致其呈分叉状,囊肿也可向顶后部延伸,导致盲孔扩大,反复感染时可表现为软组织肿胀,脂肪间隙模糊。

3. MRI 表现　典型的鼻背部囊肿 T_1WI 呈略低或等信号,T_2WI 呈高信号,增强扫描无强化,冠状位和矢状位可清晰显示瘘管和病变范围。MRI 可清楚显示瘘管走行及其分支,为临床诊疗提供很大的价值。

【诊断思路及鉴别诊断】

鼻皮样窦道和囊肿发生于婴幼儿时期,鼻背部正中见隆起或瘘管形成,典型表现为可见毛发;CT示鼻背部正中类圆形骨质缺损。

鼻皮样窦道和囊肿主要应与鼻前庭囊肿和脑膜膨出相鉴别。鼻前庭囊肿:软组织密度影,邻近骨质呈压迫性改变。脑膜膨出:有鼻塞和呼吸困难等表现,鼻窦内见囊性病灶,与脑脊液类似,向上与颅内蛛网膜下腔相通。

第四节　鼻前庭囊肿

【简介】

鼻前庭囊肿是指位于鼻前庭底部皮肤下、上颌骨牙槽突浅面软组织内,由于先天性发育异常或腺体分泌物潴留形成的囊肿。鼻前庭囊肿在先天性囊肿中较多见,女性多于男性,多在30~50岁发病。

【病理基础】

鼻前庭囊肿为面裂囊肿的一种。面裂囊肿系指发生于鼻及鼻周软组织、骨组织或骨孔内的各种先天性囊肿。鼻前庭囊肿婴幼儿期发生,生长缓慢,无明显自觉症状,故在儿童期和成人期被确诊。囊肿长大后,一侧鼻翼附着处、鼻前庭内或梨状孔的前外方等处渐渐隆起,较大囊肿可引起同侧鼻腔呼吸受阻,鼻内或上唇有膨胀感。鼻翼附着隆起处,可触及有弹性且柔软的肿块,合并感染时,囊肿可迅速增大,并且伴有疼痛,局部皮温稍高。

囊液呈黄色、棕黄色或琥珀色,其中大多不含胆固醇。

【影像学表现】

1. **CT 表现**　轴位显示较清晰。鼻前庭区见一类圆形软组织密度影,囊肿较大时邻近骨质受压,边缘光整,增强后无强化;病变合并感染时可表现为软组织肿胀,脂肪间隙模糊。

2. **MRI 表现**　典型的鼻前庭囊肿 T_1WI 呈略低或等信号,T_2WI 呈高信号,增强扫描无强化,冠状位和矢状位对病变范围显示更清晰。

【典型病例】

病例　患者,女,33岁,左侧鼻前庭区肿物4年,近期稍增大,伴疼痛,鼻翼旁及鼻底部肿胀,偶伴有发胀。CT表现见图4-4-1。

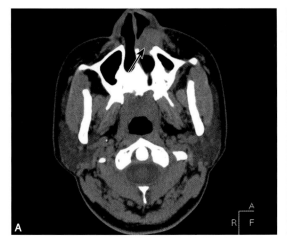
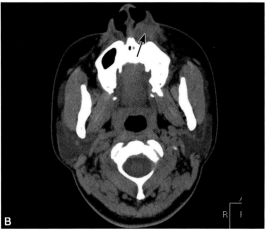

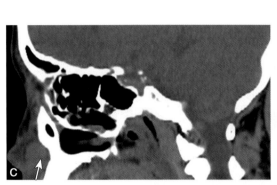
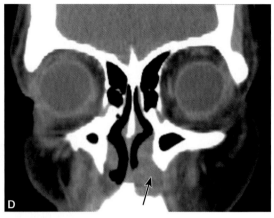
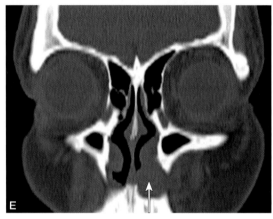

图 4-4-1　左侧鼻前庭囊肿 CT 表现

左侧鼻前庭区类圆形稍低密度影(箭),边界清(A~C),邻近上颌骨牙槽突骨质受压(D、E)。

【诊断思路及鉴别诊断】

鼻前庭囊肿发生于婴幼儿时期,鼻前庭隆起,典型有膨胀感。CT 示鼻前庭区软组织密度影,邻近骨质呈压迫性改变。

鼻前庭囊肿主要应与牙源性囊肿相鉴别。牙源性囊肿发生于上颌骨内或上颌窦内或上颌牙根部,上颌窦底壁可被推移,骨质被吸收破坏,可囊内含牙。

═══ 练习题 ═══

1. 名词解释

(1) 脑脊液鼻漏

(2) 鼻前庭囊肿

2. 选择题

(1) 非创伤性脑脊液鼻漏的分类包括

　　A. 医源性鼻漏　　　　　　　　　B. 自发性鼻漏

　　C. 肿瘤性鼻漏　　　　　　　　　D. 感染性鼻漏

（2）先天性后鼻孔闭锁根据组织成分分类不包括

　　A. 膜性　　　　　B. 混合型　　　　　C. 软组织型　　　　　D. 骨性

3. 简答题

（1）简述鼻腔、鼻窦常见的先天性疾病。

（2）简述先天性后鼻孔闭锁影像学表现及其常见的鉴别诊断。

（3）简述鼻前庭囊肿典型 MRI 表现。

（4）简述脑脊液鼻漏按病因的分类。

选择题答案：（1）A　（2）C

（银小辉　邬小平）

══════ 推荐阅读资料 ══════

［1］冀庆军,单亚萍,李大鹏,等.鼻内镜下两种手术方案在治疗鼻前庭囊肿中的临床疗效对比.中国耳鼻咽喉颅底外科杂志,2016,22(6):487-490.

［2］严欣,蒋能霞,曹光明.鼻前庭囊肿位置变异致误诊1例.中国临床解剖学杂志,2014,32(5):518.

［3］詹浩辉,杨静,许秋霞,等.MRI 3D-SPACE 序列对脑脊液鼻漏的诊断价值.中国中西医结合影像学杂志,2015,13(2):186-187.

［4］甘慧,邹利光,葛晓东,等.磁共振3D-Cube T2 序列成像对脑脊液鼻漏的诊断价值.创伤外科杂志,2019,21(2):85-88.

［5］黄丽,陈峋,陈秀奇,等.新生儿先天性后鼻孔闭锁误诊1例并文献复习.广西医科大学学报,2019,36(3):488-489.

［6］许丽平.鼻背中线皮样囊肿及瘘管1例.中国眼耳鼻喉科杂志,2016,16(5):357,359.

［7］SAIKAT B E,DEEPAK R,SAMAR C,et al. Anteromedial temporal encephalocele:a rare cause for spontaneous cerebrospinal fluid rhinorrhea. J Marine Med Soci,2018,20(2):162-164.

［8］SINTHUWIWAT T,ITTIWUT C,PORNTAVEETUS T,et al. Female-restricted syndromic intellectual disability in a patient from Thailand. Am J Med Genet A,2019,179(5):758-761.

第 五 章

鼻和鼻窦外伤性病变

第一节 鼻骨骨折

【简介】

鼻骨位于中线两侧,突出于面部中央,易遭受外伤发生鼻骨骨折(fracture of nasal bone)。鼻骨由于上部窄厚,下部宽薄,下方为鼻中隔和鼻腔,支撑薄弱,因而鼻骨骨折多累及鼻骨下部,并向下方塌陷。鼻骨骨折常见,病因多为鼻部遭受拳击、运动外伤、个人意外撞击和道路交通事故等。

【病理基础】

1. **大体检查** 暴力方向和大小决定骨折类型,通常分为单纯线性骨折、粉碎性骨折及复合骨折3种类型。复合骨折可伴有鼻中隔、颧骨、泪骨等相连骨性结构骨折。由于左、右鼻骨在中线融合紧密,骨折时多同时受累。儿童的鼻骨支架大部分由软骨构成,仅部分骨化,外伤多造成不完全骨折或青枝骨折,可不伴有移位。

2. **镜下表现** 骨折后1天内,骨折端皮质破碎,部分骨细胞变性坏死,正常结构被破坏,进出骨膜的血管、髓腔内血管及骨单位内血管断裂,大量血液聚集在骨折端及周围,形成血肿,局部发生无菌性炎症反应。骨折后3天,血肿发生机化,大量成纤维细胞自骨膜下增生进入骨折间隙,夹杂有新生的薄壁毛细血管和少量的纤维性成骨细胞。骨折后1周,血肿尚未被完全机化,可见成骨细胞及成软骨细胞。

【影像学表现】

1. **X线表现** 主要采用侧位片诊断,正位片可帮助判断骨折的侧别及骨碎片移位方向。单纯线性骨折表现为鼻骨中下段线状透亮影,伴或不伴骨折端的塌陷、移位;粉碎性骨折表现为鼻骨变形,可见多条透亮线,断端成角、移位,可见多发骨碎片。

2. **CT表现** 结合轴位及冠状位可清晰地显示骨折线和骨缝分离,对可疑骨折及细微骨折的诊断、复合骨折及上颌骨额突骨折的显示均较X线平片更可靠,还可明确骨折的位置(如左、右侧等)、范围,同时有助于观察邻近软组织肿胀、积气等损伤情况。

3. **MRI表现** MRI常难以显示骨折线,但能清楚显示窦腔内黏膜反应性肿胀和积液,表现为T_1WI呈等信号,T_2WI呈高信号,窦腔内出血则信号混杂。

【典型病例】

病例1 患者,男,32岁,鼻部外伤后3小时。X线表现见图5-1-1。

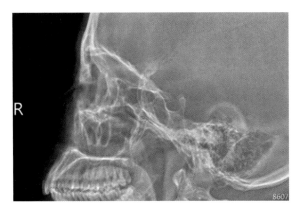

图 5-1-1　鼻骨骨折 X 线表现
鼻骨中下段骨折,断端未见明显移位、成角。

病例 2　患者,女,36 岁,鼻外伤后 4 天。X 线表现见图 5-1-2。

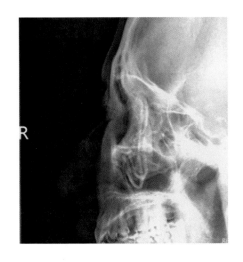

图 5-1-2　鼻骨中下段多发骨折 X 线表现
鼻骨中下段多发骨折,伴下塌及移位,鼻背软
组织轻度肿胀增厚。

病例 3　患儿,女,12 岁,鼻骨骨折 4 天。CT 表现见图 5-1-3。

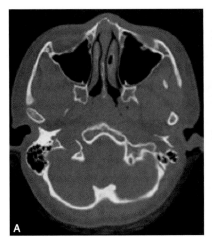

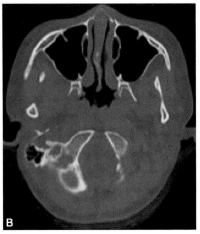

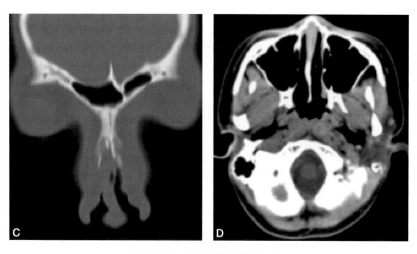

图 5-1-3　鼻骨骨折 CT 表现

轴位骨窗（A、B）、冠状位骨窗（C）及轴位软组织窗（D）示双侧鼻骨、上颌骨额突多发骨折线，伴下塌移位，邻近软组织肿胀；鼻中隔骨折，轻度移位伴软骨段黏膜增厚。

病例 4　患者，男，48 岁，外伤后 2 小时。右侧鼻骨 CT 表现见图 5-1-4。

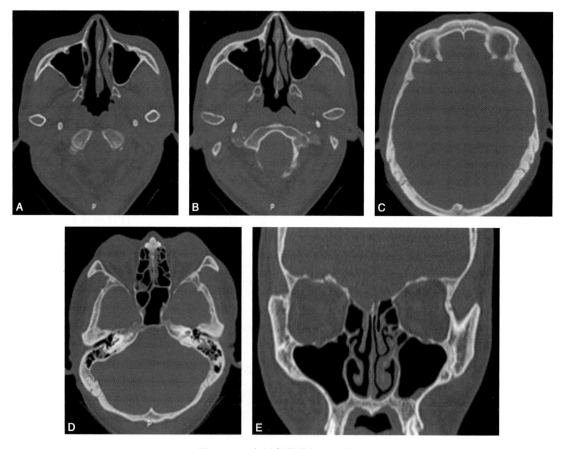

图 5-1-4　右侧鼻骨骨折 CT 表现

骨窗示右侧鼻骨骨折，轻度下塌移位（A、B）；右侧额骨（眼眶顶壁；C）、后组筛窦外侧壁（眼眶内侧壁）、鼻中隔及前颅底骨折及轻度移位，伴右侧筛窦积血或积液（D~E）。

【诊断思路及鉴别诊断】

根据临床表现即可作出诊断,鼻骨的影像学检查可作为诊断的依据,也可进一步判断骨折的类型。鼻骨X线平片可作为初步检查方法,CT最可靠,能够准确判断骨折类型、位置、范围、是否下塌移位、骨折断端移位方向及程度和邻近结构骨折,尤其适用于医疗纠纷鉴定。MRI有助于辨别积血或积液。

鼻骨骨折应与正常解剖结构(血管沟、鼻骨孔)相鉴别。血管沟通常边缘光整、无错位,邻近软组织无肿胀;鼻骨孔边缘光整、规则,薄层CT或MR扫描有助于鉴别。

第二节 鼻窦骨折

一、上颌窦骨折

【简介】

上颌窦骨折(fracture of maxillary sinus)多由外界暴力直接撞击或火器、爆炸伤等引起,按骨折部位可分为前壁骨折、上壁(眼眶底壁)骨折、下壁骨折、内侧壁骨折和外侧壁骨折。以前壁和上颌骨额突骨折最常见,上壁(眼眶底壁)骨质较薄,也容易发生骨折,多为眼眶暴击伤所致,单纯下壁及外侧壁骨折少见。上颌窦骨折常合并鼻骨、眼眶、颧骨、上牙槽等其他颅面部骨折。临床主要表现为面部肿胀及疼痛、伴血肿或皮下气肿、下眼睑水肿或淤血、眶下区和上唇麻木、复视、鼻出血或涕血、塌陷畸形、咬合不良、张口困难等。

【病理基础】

1. 大体检查　为骨性碎组织,质硬。

2. 镜下表现　骨折后数小时,骨折端皮质碎裂,断端及周围软组织出血并形成血肿,部分骨细胞变性坏死,坏死的骨细胞通过破骨细胞及单核巨噬细胞进行吸收。随着时间的延长,血肿逐渐机化,可见增生的肉芽组织、纤维组织及成软骨细胞、成骨细胞,部分软骨细胞肥大、基质钙化,形成初级骨小梁。

【影像学表现】

1. X线表现　由于颅面部解剖结构复杂,影像相互重叠,常规鼻窦平片华-柯氏位上骨折常被遮盖,显示不足,目前平片已较少使用。上颌窦骨折时,因窦腔内积液/积血或软组织疝入,可见上颌窦透亮度减低。上颌窦上壁骨折时,可见上壁(眼眶底壁)下塌,常伴眶内容物疝入,局部密度增高,形成"泪滴征";外侧壁骨折以颅底位显示较清楚,可见局部骨折线,常伴移位,应注意有无伴发颧弓骨折及上颌骨额突骨折。

2. CT表现　CT密度分辨率高,可清晰显示解剖结构,弥补平片的不足。高分辨率CT(high resolution CT,HRCT)是诊断上颌窦骨折的首选检查方法,它能清晰显示骨折部位、程度及移位情况,对窦腔积血/积液及邻近软组织损伤亦能显示清楚。常采用轴位和冠状位相结合,上颌窦前、后壁骨折以轴位显示最佳,骨折可为线形或粉碎性骨折,表现为上颌窦窦壁骨皮质连续性中断、粉碎及移位,邻近皮下软组织肿胀增厚或伴积气,上颌窦窦腔内积液及积血、窦腔密度增高;上颌窦上壁骨折以冠状位显示最佳,常涉及眶下神经血管沟,伴下塌移位,眶内脂肪和下直肌可疝入上颌窦,可伴眶内积气及上颌窦腔内积液、积血。

3. MRI表现　MRI对骨折线的显示不如CT清晰,表现为低信号骨皮质连续性中断,T_2WI信号增高,但MRI具有较高的软组织分辨率,尤其对骨髓的信号改变敏感,可发现隐性骨折,表现为骨质内出现线状、网格状及不规则状异常信号,T_1WI呈低信号,T_2WI多呈略高或高信号。MRI 能更清晰地显示周围软组织结构改变:颌面部皮下软组织肿胀增厚表现为 T_1WI 低信号,T_2WI 高信号,边缘模糊不清;窦腔内积液/积血在 MRI 上可明确区分,通常积液表现为 T_1WI 低信号、T_2WI 明显高信号,而超急性期积血则通常表现为 T_1WI 等信号、T_2WI 高或等信号,急性期表现为 T_1WI 等或高信号、T_2WI 低信号,亚急性期表现为 T_1WI 高信号、T_2WI 高信号,且信号随时间变化而发生改变;上颌窦上壁骨折导致眶内脂肪疝入上颌窦内,可见上颌窦上壁呈 T_1WI、T_2WI 高信号的脂肪组织下疝,同时可见下直肌增粗、水肿并下移,下直肌 T_2WI 信号增高,边缘模糊。此外,MRI 还能更清晰地显示植物性异物的形态及周围软组织结构改变。

【典型病例】

病例1　患者,男,34 岁,左眼眶、面部外伤 1 天。诊断为左侧上颌窦骨折,HRCT 表现见图 5-2-1。

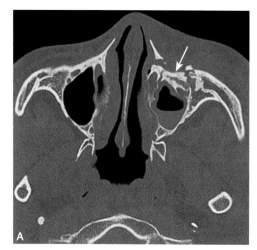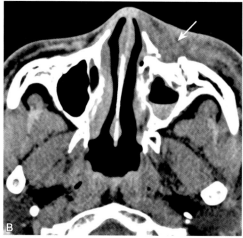

图 5-2-1　左侧上颌窦骨折 HRCT 轴位表现

A. 左侧上颌窦前壁、内侧壁、上颌骨额突多发骨折线,涉及鼻泪管,断端错位,局部凹陷(箭);B. 软组织窗示左侧前面部及鼻背部弥漫性软组织肿胀增厚,边界模糊不清,上颌窦窦腔内可见积液、积血(箭)。

病例2　患者,男,28 岁,右眼外伤 6 小时。诊断为右侧上颌窦骨折,HRCT 表现见图 5-2-2。

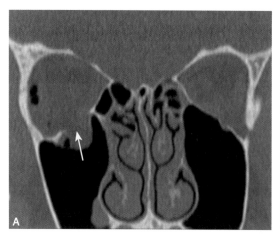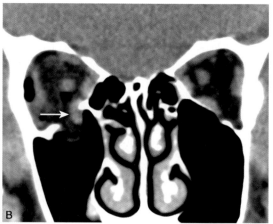

图 5-2-2　右侧上颌窦骨折 HRCT 冠状位表现

A. 右侧上颌窦顶壁(眼眶底壁)骨折,涉及眶下神经血管沟,伴下塌移位(箭);B. 软组织窗示右侧眶底脂肪向上颌窦内疝出(箭),呈"泪滴征",下直肌稍增粗并下移,眶内少量积气。

病例 3 患者,男,40 岁,左眼木头扎伤 3 小时。诊断为左侧上颌窦上壁骨折,CT 和 MRI 表现见图 5-2-3。

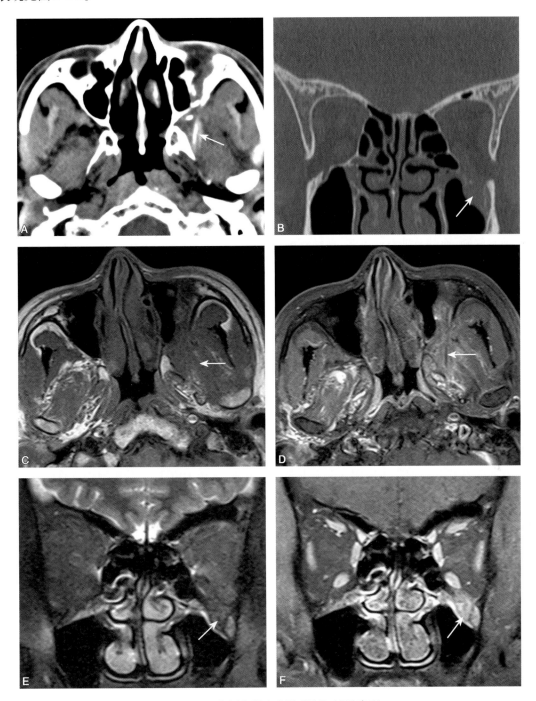

图 5-2-3 左侧上颌窦上壁 CT 和 MRI 表现

A. CT 轴位显示左侧上颌窦顶后壁、眶下裂、翼腭窝及颞下窝弥漫性软组织稍厚,颞下窝区可见条形高密度影 (箭);B. HRCT 冠状位示左侧上颌窦上壁(眼眶底壁)骨折,涉及眶下神经血管沟,伴下塌移位(箭);C. MR T₁WI 示左侧上颌窦顶后壁低信号骨皮质连续性中断,左侧上颌窦顶后壁、眶下裂、翼腭窝及颞下窝弥漫性软 组织稍厚,呈稍低信号(箭);D. MR 增强扫描示左侧上颌窦顶后壁-颞下窝条形低强化异物(箭),周围软组织 轻度强化;E. MRI 冠状位示左侧上颌窦上壁(眼眶底壁)软组织影增多,T₂WI 呈等稍高信号(箭);F. MR 增强 扫描较明显强化(箭)。

【诊断思路及鉴别诊断】

上颌窦骨折患者通常有外伤史,HRCT 显示上颌窦骨壁骨皮质连续性中断,邻近软组织肿胀,上颌窦窦腔内可伴积液/积血,上壁骨折伴"泪滴征"及眶下神经血管沟受累。

上颌窦骨折应与骨缝及血管沟相鉴别,骨折线一般走行僵硬,边缘锐利,骨皮质连续性中断,且断端常错位成角,伴邻近软组织肿胀增厚;而骨缝一般有固定解剖部位,双侧对称,不移位,血管沟一般走行自然,边缘欠锐利,不移位,常双侧对称。

二、额窦骨折

【简介】

骨折是由机械性碰撞引起的骨连续性和完整性的破坏。额窦部位较易受伤,鼻骨、眼眶、头颅等邻近部位外伤亦可累及额窦。额窦骨折多为钝器伤、交通事故伤、战时枪伤或爆炸伤等较强暴力作用所致;额窦骨折多发生于额窦前壁,后壁较少见,可分为额窦前壁单纯线性骨折、前壁凹陷性骨折、前后壁复合性骨折 3 种类型。额窦前壁合并后壁骨折者常伴脑膜撕裂,并可伴颅前窝气肿、血肿及脑脊液鼻漏;单纯额窦底壁骨折很少见,多合并眼眶顶壁骨折及筛窦顶壁骨折,也容易导致脑脊液鼻漏,易于引起颅内感染。临床可见额部软组织肿胀增厚,血肿形成时皮肤青紫,有时可见皮肤破损,可伴眼睑、鼻根部软组织肿胀增厚。

【病理基础】

1. 大体检查 骨折断端可以移位,可有骨碎片,质硬。

2. 镜下表现 ①血肿形成期:骨折后早期,骨折端皮质骨断裂,断端及周围软组织出血形成血肿;②血肿机化期:部分骨细胞变性坏死,并通过破骨细胞及单核巨噬细胞进行吸收,血肿逐渐机化;③原始骨痂形成期:血肿机化首先可见增生的肉芽组织、纤维组织等转变为纤维性骨痂,随着时间的延长,通过膜内成骨在断端形成幼稚骨样组织转化为软骨,形成软骨性骨痂,再通过软骨化骨形成骨。

【影像学表现】

普通 X 线摄片目前很少应用,CT 为主要检查方法,常用 HRCT(高分辨薄层骨算法)。

1. X 线表现 X 线正位片如华氏位、柯氏位均可进行双侧额窦对比,可表现为受伤侧额窦透亮度减低,侧位片显示前壁骨皮质中断,前壁凹陷性骨折可见局部额窦前壁向窦腔内塌陷,或前后壁复合骨折,还可观察到额窦窦腔积液出现的气液平面。

2. CT 表现 CT 可清楚显示骨折部位、程度及移位方向。表现为额窦窦腔变形,窦壁局部骨皮质连续性中断,常伴有移位、额窦内积液和/或积血及骨折周围软组织肿胀增厚,边界不清。骨折累及眼眶顶壁可引起上直肌或上斜肌增粗、嵌顿;累及筛板(前颅底)易引起脑脊液鼻漏。轴位及矢状位有利于显示前后壁骨折,冠状位对额窦顶壁及底壁、邻近眶部、颅内损伤情况显示较佳,三维重建技术有利于骨折及移位情况。诊断额窦骨折时需与眶上神经血管沟(眶上切迹)相鉴别。

3. MRI 表现 MRI 难以直接显示骨折线,但可以显示额窦骨壁髓腔脂肪信号中断,有时也可观察到无信号的骨皮质连续性中断,骨折周围软组织肿胀增厚,表现为 T_1WI 等信号,T_2WI 高信号。MRI 还能够很好地显示外伤后的一些并发症。

【典型病例】

病例 4 患者,男,31 岁,左额部外伤 2 小时。诊断为左侧额窦凹陷性骨折,HRCT 表现见图 5-2-4。

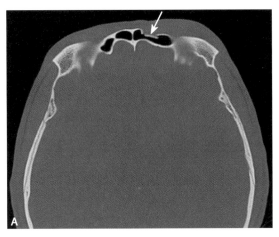
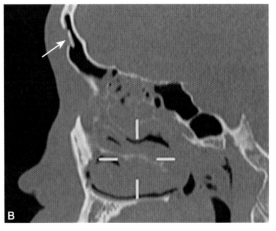

图 5-2-4 左侧额窦凹陷性骨折 HRCT 表现

轴位(A)及矢状位(B)示左侧额窦前壁凹陷性骨折(箭)及移位,额部软组织肿胀增厚。

病例 5 患者,男,50 岁,右眼外伤 2 天。诊断为右侧额窦复合型骨折,HRCT 表现见图 5-2-5。

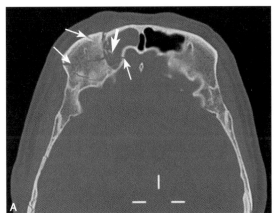
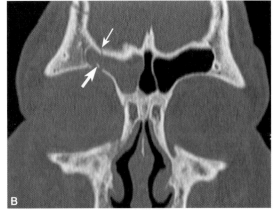

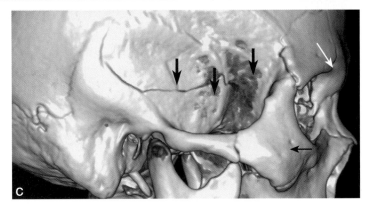

图 5-2-5 右侧额窦复合型骨折 HRCT 表现

额窦窦腔透亮度减低伴软组织密度影,轴位(A)示右侧额窦前壁、后壁骨折(细箭),伴碎骨片(粗箭),冠状位(B)示额窦顶壁(颅前窝底壁)及底壁多发骨折(箭),涉及右眼眶顶壁(粗箭),CT 三维重建(C)清楚显示右侧额窦前壁、底壁(眶顶壁)骨折线(细白箭),并可见右侧颧弓(细黑箭)、颞骨鳞部的骨折线(粗黑箭)。

【诊断思路及鉴别诊断】

额窦骨折患者具有明确的外伤史,CT 示额窦骨壁骨皮质连续性中断、变形、凹陷或移位,MRI 示额窦骨壁髓腔脂肪信号或无信号的骨皮质中断,额部及周围软组织肿胀,窦腔内黏膜肿胀、积液,均表现为 T_1WI 等信号、T_2WI 高信号。伴积血时 CT 一般为高密度,MRI 信号以出血时间不同而信号复杂。

额窦骨折应与神经血管孔道相鉴别,如眶上切迹(眶上孔)。眶上切迹位于眶上缘内中 1/3 交界处,其内侧还有一小沟为滑车神经和额神经通过,这些切迹、小沟骨皮质光整,局部软组织无肿胀增厚,且患者无明确的外伤史。

三、筛窦骨折

【简介】

筛窦位于面部正中的筛骨,呈蜂房样结构,筛窦的骨壁菲薄,筛骨纸板构成眶内壁,筛板构成颅前窝底,介于鼻腔顶和筛窦之间。有学者认为眼眶爆裂骨折最多见的是眼眶内壁(筛窦纸板),其次是下壁,因为眼眶四壁最薄弱处是筛窦纸板,厚 0.2~0.4mm。当外力作用于眼眶正前方时,薄弱的内壁首先出现骨折。因此筛窦纸板骨折最多见,筛窦纸板骨折以中后段下部骨折最常见。而筛窦顶壁(即颅前窝底)骨折相对少见。筛窦骨折部位多为筛骨纸板或筛板骨折,CT 显示筛窦纸板连续性中断,向中心线呈弧形凹陷,使筛房变形,筛窦纸板骨折常伴筛窦内积血、内直肌增粗移位、眶内脂肪疝。筛板骨折即颅前窝底骨折,因筛骨筛板与颅前窝底脑膜紧密附着,筛板骨折易致脑膜撕裂,发生脑膜脑膨出或脑脊液鼻漏、额叶损伤等。另外,筛窦骨折尚可引起眶内血肿或气肿、眶内积气。单纯筛骨骨折临床无症状,故不需处理,如伴有复视则需手术处理。脑膜脑膨出或脑脊液鼻漏者应行修补术。

【病理基础】

1. 大体检查　可见骨质的破碎组织,即骨碎片,血管破裂伴出血,邻近软组织肿胀增厚,质地较硬。

2. 镜下表现　骨折时骨皮质、骨小梁断裂;骨组织内含有血管,骨折后伴大量出血,血液凝固后形成血肿。受损的骨组织、软组织被破骨细胞和单核巨噬细胞吞噬,血肿机化吸收,肉芽组织、成软骨细胞、成骨细胞增生,基质钙化,形成新生的骨小梁。筛窦纸板骨折发生机制:因外力突然作用于面部或额部时,使眼眶内压骤然升高,眼眶为锥形体,四周被骨壁包绕,骤增的压力经眼球传至眶壁,使最薄弱处的筛窦纸板(眶内侧壁)发生骨折,从而使筛窦纸板发生骨折移位而眶缘无骨折,即筛窦纸板骨折不是直接外力所致,而是外力使眶锥压力升高,经眶内容物的传导作用于筛窦纸板所致。此种骨折最常因拳击和钝物打击引起。筛窦纸板骨折部位与患者受伤部位有关,眼眶为锥形体,眶中后部因体积较前部更为狭窄,而压力升高致眶锥后部压力更明显,所以骨折更常见于筛窦纸板的中 1/3 及中后 2/3。

【影像学表现】

1. X 线表现　筛窦纸板(眶内侧壁)骨连续性中断,可伴凹陷、移位,筛窦透光度差。

2. CT 表现　筛窦纸板骨折分为直接征象和间接征象。直接征象为筛窦纸板(眶内侧壁)或筛窦筛板(前颅底)骨质连续性中断、骨皮质成角畸形、骨碎片移位等;间接征象包括眶周软组织肿胀、内直肌增粗移位、眶内脂肪或内直肌嵌顿于骨折处或疝入筛窦内、眶顶积气、眼球内陷及筛窦积血和/或积液等。

3. MRI 表现 MRI 不能直接显示骨折,但能显示眶内脂肪疝入筛窦内,提示筛窦纸板骨折的间接征象,同时,可明确筛窦内有积血和/或积液。

【典型病例】

病例 6 患者,男,22 岁,左眼外伤半小时。诊断为左侧筛窦纸板(眶内侧壁),X 线表现见图 5-2-6。

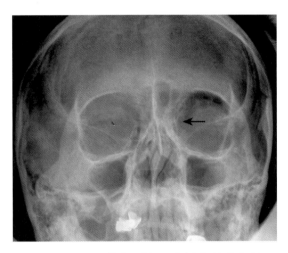

图 5-2-6 左侧筛窦纸板(眶内侧壁)X 线表现

骨连续性中断,筛窦透光度差(箭)。

病例 7 患者,男,42 岁,眼部拳击伤 2 小时。诊断为双侧筛窦纸板凹陷性骨折,CT 表现见图 5-2-7。

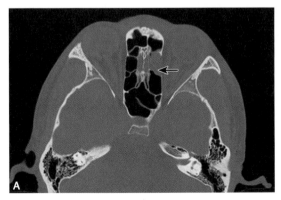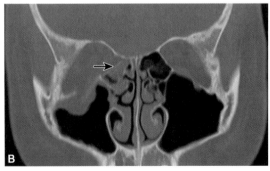

图 5-2-7 双侧筛窦纸板凹陷性骨折 CT 表现

A. 轴位骨扫描示左侧筛窦纸板凹陷性骨折(箭);B. 冠状位骨扫描示右侧筛窦纸板凹陷性骨折(箭),右侧眶底骨折下塌伴软组织疝入上颌窦。

病例 8 患者,男,31 岁,额部车祸伤。诊断为左侧筛窦筛板骨折,CT 表现见图 5-2-8。

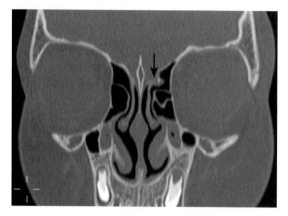

图 5-2-8 左侧筛窦筛板骨折 CT 冠状位表现

左侧筛窦筛板(前颅底)骨折,伴下塌(箭)。

病例 9 患者,男,51 岁,右面部撞伤。诊断为右侧筛窦纸板骨折,CT 表现见图 5-2-9。

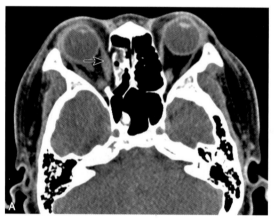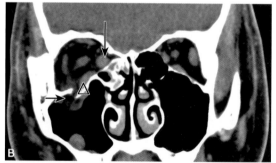

图 5-2-9 右侧筛窦纸板骨折 CT 表现

A. CT 轴位软组织窗显示右侧筛窦纸板骨连续性中断,内直肌增粗稍向内移位(箭);B. CT 冠状位软组织窗显示右侧筛窦纸板骨折凹陷,内直肌增粗稍内移位(长箭);眶底骨折下塌(短箭),伴眶内脂肪(三角)疝入上颌窦顶。

病例 10　患者,女,17 岁,右眼部拳击伤。诊断为右侧筛窦纸板凹陷性骨折,CT 表现见图 5-2-10。

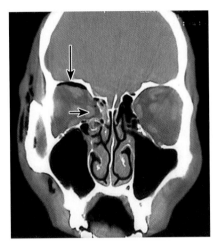

图 5-2-10　右侧筛窦纸板凹陷性骨折 CT 冠状位软组织窗
可见右侧筛窦纸板凹陷性骨折,内直肌增粗内移(短箭),眶顶积气(长箭)。

病例 11　患者,女,26 岁,面部顿挫伤。双侧筛窦纸板凹陷性骨折,MRI 表现见图 5-2-11。

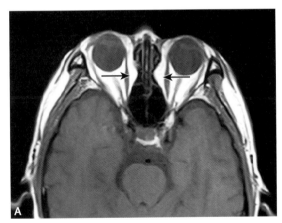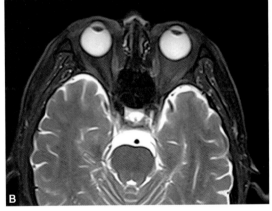

图 5-2-11　双侧筛窦纸板凹陷性骨折 MRI 表现
A. 轴位 T_1WI 示双侧筛窦纸板凹陷,眶内高信号脂肪疝入筛窦内(箭);B. 轴位脂肪抑制 T_2WI 示双侧筛窦纸板凹陷,疝入筛窦内的高信号脂肪呈中低信号。

【诊断思路及鉴别诊断】

筛窦骨折的诊断:①面部或眼部外伤史;②轴位和冠状位 CT 骨扫描对筛窦纸板骨折显示率高,冠状位和矢状位骨扫描对筛窦筛板(前颅底)骨折显示最佳。CT 骨扫描可直接显示筛窦骨质的连续性中断、错位,可伴有软组织疝;③轴位和冠状位 CT 骨扫描见筛窦纸板骨折线,伴错位;软组织窗可见内直肌增粗内移,眶内脂肪或内直肌可嵌顿于骨折处或疝入筛窦内;眶顶可有积气等。轴位和矢状位 CT 骨扫描见筛窦筛板(前颅底)骨折、下塌移位,软组织窗显示前颅底软组织疝入鼻腔筛窦顶,可伴脑膜脑膨出或脑脊液鼻漏;④MRI 不能直接显示骨折,但能显示疝入筛窦的眶内脂肪、鼻腔筛窦顶脑膜脑膨出,脂肪在未脂肪抑制的 T_1WI、T_2WI 均为高信号,脂肪抑制后则为低信号。

筛窦骨折需与以下疾病相鉴别。①甲状腺相关眼肌病:部分病史长的患者可引起筛窦纸板受压凹陷内移,内直肌可增粗稍向内移位,但纸板连续性完整;②眶内占位:眼眶鼻侧肿块,可引起筛窦纸板受压凹陷并内移,骨质可受压吸收或破坏。

四、蝶窦骨折

【简介】

蝶窦位置深在,位于颅底中央的蝶骨体内,蝶骨体两旁为海绵窦窝,窝的外上方有颈内动脉和第Ⅲ~Ⅵ脑神经通过,蝶窦上方为脑垂体、视交叉和脑桥,仅一层薄板相隔,故单独发生蝶窦骨折罕见,多为颅底骨折或颅面部骨折的延续引起,故大多为复合性骨折。蝶窦骨折(fracture of sphenoidal sinus)常向毗邻结构延续,易引起较严重的临床表现,预后多不良。蝶窦骨折累及双侧海绵窦时可引起颈内动脉-海绵窦瘘、动眼神经损伤等;累及颅底可导致脑脊液鼻漏等;累及视神经管引起视神经损伤;少数患者蝶骨体骨折累及丘脑下部或垂体柄而并发尿崩症。

【病理基础】

1. 大体检查 可见大小不一的骨片,骨膜附近的肌肉及软组织的血管破裂,导致大量出血,形成血肿。

2. 镜下表现 骨折时除骨组织被破坏外,也伴有附近软组织的损伤或撕裂。骨组织富含血管,骨折后常伴有大量出血,填充在骨折的两断端及其周围组织间,形成血肿。一般在数小时内血肿发生血液凝固。此时在骨折局部可见轻度中性粒细胞浸润。骨折处由于营养骨组织的血管随之发生断裂,因此在骨折发生的1~2天内,可见到骨髓造血细胞坏死,骨髓内脂肪析出,随后被异物巨细胞包绕形成脂肪"囊"。骨皮质亦可发生广泛性缺血性坏死,骨坏死在镜下表现为骨陷窝内的骨细胞消失而变为空穴。如果骨坏死范围不大,可被破骨细胞吸收,有时死骨可脱落、游离而形成死骨片。大约在骨折后的2~3天,从骨内膜及骨外膜增生的成纤维细胞及新生毛细血管侵入血肿,血肿开始机化。这些成纤维细胞实质上多数是成软骨细胞及成骨细胞的前身。上述增生的组织逐渐愈合,填充并桥接了骨折的断端,继而发生纤维化形成纤维性骨痂。

【影像学表现】

1. X线表现 X线平片诊断价值小,华-柯氏位不能直接显示骨折线(解剖复杂、相互重叠),头颅侧位片可见蝶窦透亮度减低或有液平,有时可见蝶窦壁走行不自然或骨质连续性中断,有时可见到颅内积气。

2. CT表现 CT对发现蝶窦骨折敏感性高,可清楚显示蝶窦壁透亮的骨折线,窦腔内的积液/积血,积液呈软组织密度影,伴积血时密度较高。HRCT薄层扫描后多平面重建(multiplannar reconstruction,MPR)可多方位观察,能够更加全面、清晰地显示骨折线,尤其对复合型、多发的骨折显示更为清楚。

3. MRI表现 MRI较难具体观察骨折线存在的部位及方向,有时隐约可见骨皮质无信号区的连续性中断,但可直接显示外伤后窦内出现的积液/积血,积液一般呈T_1WI等信号、T_2WI高信号,出血信号较混杂,出血亚急性期在T_1WI及T_2WI上均呈高信号。外伤患者蝶窦积血伴同侧海绵窦增宽、眼上静脉纡曲增粗时,要高度怀疑外伤性颈内动脉-海绵窦瘘。

【典型病例】

病例 12　患者,女,45 岁,头部外伤后。诊断为蝶窦骨折,CT 表现见图 5-2-12。

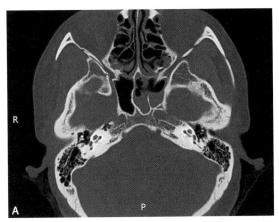
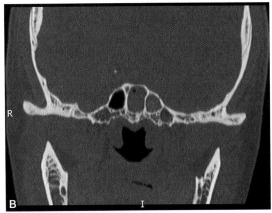
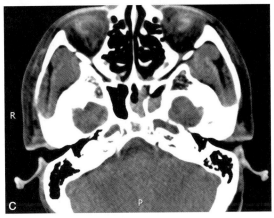

图 5-2-12　蝶窦骨折 CT 表现

轴位、冠状位示左侧蝶窦外侧壁线状骨折(A、B),伴左侧蝶窦积血(C)。

病例 13　患者,男,42 岁,发现外伤后右眼球突出 1 个月。诊断为蝶窦骨折伴同侧颈内动脉-海绵窦瘘,MRI 表现见图 5-2-13。

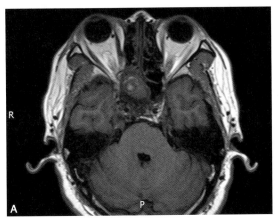
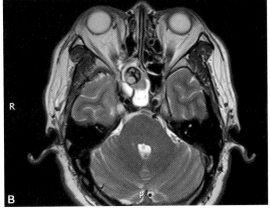

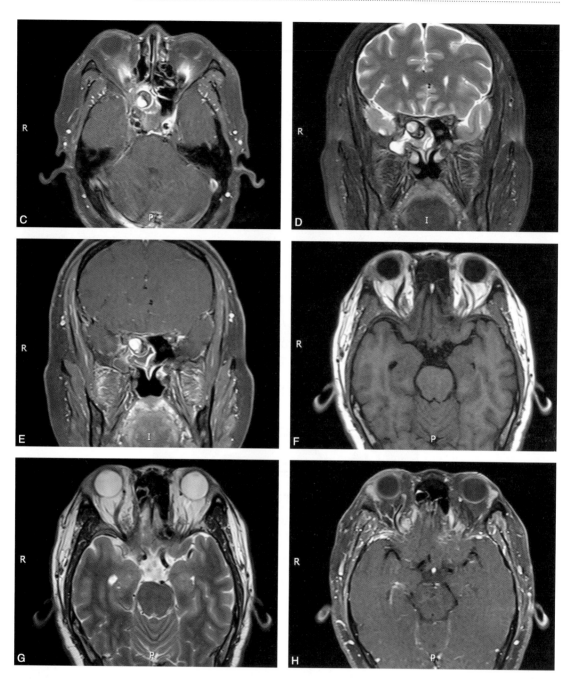

图 5-2-13 蝶窦骨折伴同侧颈内动脉-海绵窦瘘 MRI 表现

右侧蝶窦外侧壁骨皮质可见条状连续性中断（A、B），右侧蝶窦内可见异常信号，T_1WI、T_2WI 呈中央高信号、周围等低信号（A～D），增强后中央病灶强化（C、E），右侧蝶窦见 T_2WI 高信号积液（B、D）；右侧眼上静脉增粗（F～H）。

【诊断思路及鉴别诊断】

可见外伤患者蝶窦骨质连续性中断及移位改变，伴蝶窦内积液/积血，或毗邻结构异常改变；如同侧或双侧海绵窦增宽、眼上静脉纡曲增粗时，要高度怀疑同侧外伤性颈内动脉-海绵窦瘘。

　　蝶窦骨折应与邻近神经血管孔道等正常结构相鉴别,要熟悉正常神经血管孔道的走行和一些变异,通常骨质边缘光滑,边缘为皮质骨,周围无软组织改变,邻近窦腔内不会出现气液平面及积血;有时需要连续层面仔细观察。

第三节　外伤后并发症

一、鼻窦积血/积液

【简介】

　　鼻窦骨折不仅可引起表面软组织的肿胀、淤血等,还可引起鼻窦骨壁内血管及窦腔内黏膜组织的损伤,轻者引起窦腔黏膜肿胀、渗出形成窦腔积液,重者骨折移位、碎骨片刺伤黏膜可引起黏膜撕裂损伤,由于鼻窦黏膜有丰富的血管,从而造成血管损伤出血或合并骨壁板障静脉出血而引起窦腔积血,临床上可出现鼻塞及鼻出血等。

【病理基础】

　　1. 大体检查　骨折时相应窦腔内可见积液/积血,或者两者同时存在,单纯积液为渗出液,一般为黄色,但大部分合并出血,为红色或暗红色。

　　2. 镜下表现　窦腔黏膜内血管及骨壁板障静脉变形、管壁破裂等,积液中可见红细胞、白细胞,发生炎症时炎性细胞增多,包括中性粒细胞、淋巴细胞及浆细胞等。

【影像学表现】

　　1. X线表现　华-柯氏位平片有时也可直接显示鼻窦骨壁骨折线、鼻窦变形,相应窦腔透亮度减低,甚至可观察到沿窦腔内面黏膜肿胀增厚影。

　　2. CT表现　CT直接显示窦壁下黏膜肿胀增厚或呈低密度的黏膜下积液,窦腔内积液时可见弧形气液平面,液平面下为低密度,以仰卧位轴位扫描为佳,合并积血时可见斑片状高密度灶。

　　3. MRI表现　MRI能清楚显示窦腔黏膜反应性肿胀及积液/积血,黏膜肿胀和积液表现为 T_1WI 等或偏低信号, T_2WI 高信号。合并出血时信号混杂:急性期 T_1WI、T_2WI 均为低信号,DWI弥散受限;亚急性期 T_1WI 高信号, T_2WI 等信号;慢性期 T_1WI 低信号、T_2WI 高信号。但MRI难以显示骨折线。

【典型病例】

　　病例1　患者,男,48岁,右侧眶面部外伤2小时。诊断为右侧上颌窦骨折伴窦腔积液/积血,HRCT表现见图5-3-1。

【诊断思路及鉴别诊断】

　　外伤导致鼻窦骨壁骨折,常伴移位而损伤窦腔黏膜,窦腔积液表现为低密度灶伴液平面,积血为高密度影。MR检查中,一般性积液及黏膜增厚表现为 T_1WI 等或偏低信号, T_2WI 高信号,不同时期积血信号具有特征性的表现。

　　上颌窦积血/积液应与急/慢性上颌窦炎和霉菌病相鉴别。急/慢性上颌窦炎亦可表现为鼻窦黏膜增厚及气液平。但后者无明确的外伤史,鼻窦骨壁无骨折,可伴硬化(慢性),可资鉴别。上颌窦霉菌病可见软组织密度增高,窦壁硬化增厚,并可伴骨质吸收破坏,MR检查 T_1WI 呈等低信号、T_2WI 呈明显低信号,弥散明显受限,ADC值明显降低,可资鉴别。

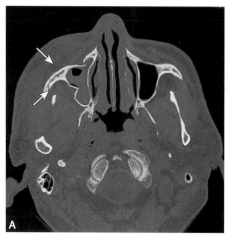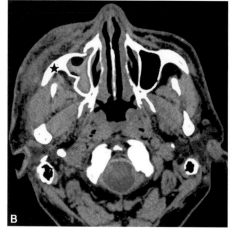

图 5-3-1　右侧上颌窦骨折伴窦腔积液/积血 HRCT 表现

轴位(A)示右侧上颌窦前壁、后外侧壁骨折伴移位(箭);轴位软组织窗(B)示窦腔内中等稍高密度积液合并积血,周围窦壁下环以低密度黏膜肿胀,并可见气液平面(五角星)。

二、眶内/颅内积气

【简介】

眼部外伤合并眶周鼻窦损伤或眶壁骨折时,可伴发眼睑及眶组织内积气,特别是眶内侧壁筛窦纸板骨折常并发眶内积气(intraorbital air),合并颅底骨折伤及硬脑膜损伤时可伴发颅内积气;眼穿透伤时也可致外界气体进入;极少情况下可见外伤后眶内产气杆菌感染所产生的气体。

【病理基础】

1. **大体检查**　局部眶内或颅内软组织肿胀、膨隆,其内未见液体及分泌物潴留。

2. **镜下表现**　眶内或颅内气体推压相应结构,并向软组织内弥散,但这是一种暂时性现象,经过一段时间可自行吸收。极少数可见外伤后眶内产气杆菌感染所产生的气体。

【影像学表现】

1. **X 线平片**　华-柯氏位可显示眶内或颅底区局限性低密度影,但由于解剖结构复杂、相互重叠,对于少量积气显示不清。

2. **CT 表现**　CT 骨窗显示眼眶内低密度气泡影,若外伤骨折与眶周鼻窦沟通,可见更多气体进入眼眶;CT 观察气体时应采用骨窗,以便与眶内脂肪相鉴别。

3. **MRI 表现**　T_1WI、T_2WI 均可见眶内或颅内无信号积气区,难以与钙化灶等相区分,需结合外伤病史以明确诊断。

【典型病例】

病例 2　患者,男,24 岁,左眼拳击伤后 1 天。诊断为左侧眼眶内侧壁骨折,CT 表现见图5-3-2。

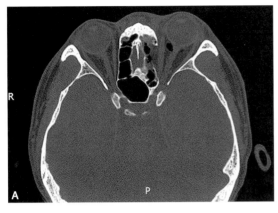
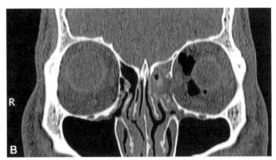

图 5-3-2　眶内积气 CT 表现
轴位(A)、冠状位(B)骨窗示左侧眼眶内侧壁(筛窦纸板)凹陷性骨折及移位,左侧眼眶内低密度气泡影。

病例 3　患儿,女,10 岁,右眼部摔伤后半天。诊断为右侧眼眶骨折,CT 和 MRI 表现见图 5-3-3。

【诊断思路及鉴别诊断】

外伤后,CT 和 MRI 可显示眼睑、眶组织内及颅内气泡影,或眶内气体与眶周鼻窦沟通,可明确诊断。CT 观察气体时应用骨窗,以与眶内脂肪相鉴别。观察眶内、颅内积气时应首选 CT 骨窗检查。

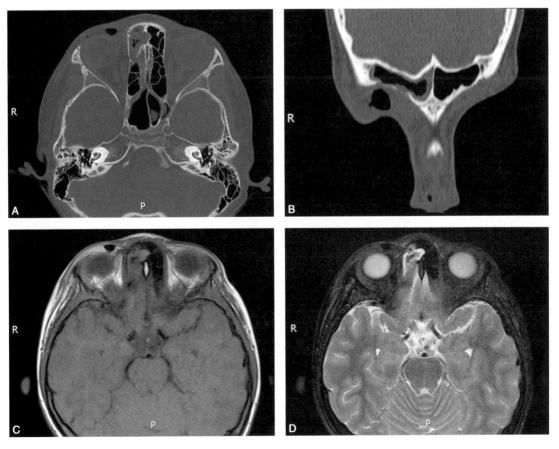

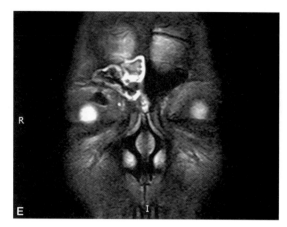

图 5-3-3　眶内积气 CT 和 MRI 表现

CT 轴位、冠状位示右侧眼眶顶前部内侧眼睑区低密度气泡影，左侧眼眶内侧壁线状骨折伴前组筛窦内积液（A、B）；MRI 示在右侧眼眶顶前部内侧眼睑区可见一小圆形异常信号，T_1WI、T_2WI 均呈无信号区（C~E）。

应与以下疾病相鉴别。①自发性积气，无明显外伤史，局部无明显软组织肿胀，仅因咳嗽、喷嚏后出现眶内或颅内散在的积气，多因慢性鼻窦炎长期侵蚀，致该处骨壁变薄及窦腔压力骤升，胀破窦腔顶壁、颅底面及硬膜，使空气进入眶内或颅内；②术后积气：有明确手术史，一般可自行吸收。

三、眶内软组织疝

【简介】

眼眶外伤导致眼眶内侧壁和眶底壁骨折移位，眶内容物（眼外肌和脂肪）因受眶内急剧升高的压力所致，向骨折缺口处疝出，进入邻近的筛窦和/或上颌窦顶，则形成眶内软组织疝。

眼眶爆裂性骨折的发生机制与眼眶的解剖结构密切相关，主要有眶内流体压力增高学说和眶底扣压力学说，两种机制在眼眶爆裂性骨折的发生中相互作用，导致不同的临床结果。当钝性外力作用于面部或眼眶时，眶内压骤然升高并将压力传导至眼眶骨壁薄弱处，导致眶壁骨折；而眼眶内壁和眼眶底壁最多见，骨折易引起眶内壁内移和/或眶底壁下陷，导致眶腔容积增大，眶内压力增高挤压眶内脂肪和/或肌肉等组织，经骨折缺口处疝出至筛窦和/或上颌窦内，形成眶内软组织疝；同时眶内软组织体积减少，导致眼球内陷。眼外肌的嵌顿牵引可使眼外肌固定，致眼球限制性运动障碍，患者出现复视；如果眼外肌的支配神经受损则可引起麻痹性眼球活动障碍。

【病理基础】

1. **大体检查**　可见骨质的破碎组织即骨碎片，血管破裂伴出血形成的血肿，以及肿胀的肌肉组织、脂肪组织。

2. **镜下表现**　骨折时骨皮质、骨小梁断裂，骨组织内含有血管，骨折后伴有大量出血，血液凝固后形成血肿。并可见肿胀的肌肉细胞和脂肪细胞。受损的骨组织、软组织通过破骨细胞和单核巨噬细胞的吞噬吸收，血肿机化；肉芽组织、成软骨细胞、成骨细胞增生，基质钙化，形成新生的骨小梁。

【影像学表现】

1. **X 线表现**　左侧筛窦纸板（眼眶内侧壁）骨连续性中断，筛窦透光差；左眶底骨折伴下塌移位,眶内软组织疝入上颌窦顶。

2. **CT 表现**　眼眶内侧壁(筛窦纸板)骨折显示骨质连续性中断、骨皮质成角畸形、骨碎片移位等,在骨折处可见内直肌增粗移位、眶内脂肪或内直肌嵌顿于骨折处或疝入筛窦内;眶底骨折可见眶底骨质下塌移位,眶内脂肪和/或眼外肌向下疝入上颌窦顶,且可见筛窦或上颌窦内积血/积液、眼球内陷等。

3. **MRI 表现**　MRI 不能直接显示骨折,但当无脂肪抑制时,可见因骨折导致眶内脂肪从骨折缺口处疝入筛窦和上颌窦内,T_1WI 和 T_2WI 均呈高信号,脂肪抑制后疝入的脂肪则显示为等信号或低信号。

【典型病例】

病例 4　患者,女,17 岁,左眼拳击伤 1 小时。诊断为左侧筛窦纸板(眶内侧壁),X 线表现见图 5-3-4。

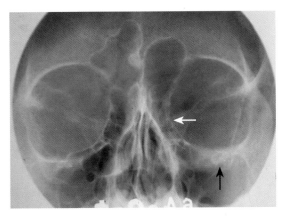

图 5-3-4　左侧筛窦纸板(眶内侧壁)X 线表现
骨连续性中断,筛窦透光度差,左侧眶底骨折下塌(白箭),眶内软组织疝入上颌窦顶(黑箭)。

病例 5　患者,男,面部顿挫伤。诊断为左侧筛窦纸板骨折,CT 表现见图 5-3-5。

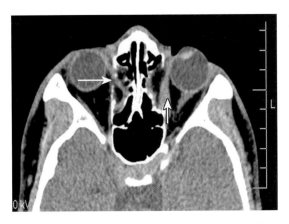

图 5-3-5　左侧筛窦纸板骨折 CT 轴位软组织窗
右内直肌疝入筛窦内(长箭),左侧筛窦纸板骨折伴内直肌增粗(短箭)。

病例 6　患者,男,右侧面部门框撞击伤。诊断为右侧眶底骨折,见图 5-3-6。

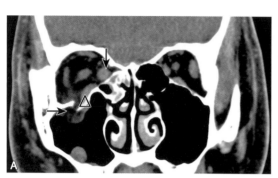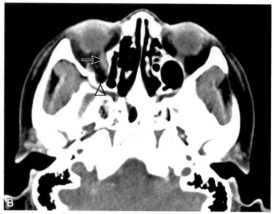

图 5-3-6　右侧眶底骨折 CT 软组织窗表现

A.CT 冠状位软组织窗显示右侧眶底骨折下塌,眶内脂肪(箭)、下直肌疝入上颌窦顶(三角),右侧筛窦纸板凹陷性骨折,内直肌增粗;B.CT 轴位软组织窗显示右侧下直肌(箭)、眶内脂肪疝入上颌窦顶(三角)。

病例 7　患者,女,面部顿挫伤。诊断为双侧筛窦纸板骨折,MRI 表现见图 5-3-7。

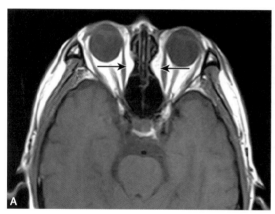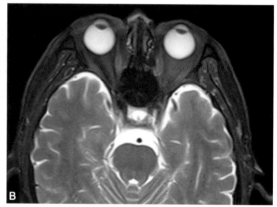

图 5-3-7　双侧筛窦纸板骨折 MRI 表现

A.轴位 T_1WI 示双侧筛窦纸板凹陷,眶内高信号脂肪疝入筛窦内(箭);B.轴位脂肪抑制 T_2WI 示双侧筛窦纸板凹陷,疝入筛窦内的高信号脂肪由于脂肪抑制后呈等低信号。

【诊断思路及鉴别诊断】

眶内软组织疝诊断思路:①面部或眼部外伤史;②CT 骨扫描显示筛窦纸板和/或眶底的骨连续性中断;③CT 软组织窗和 MRI 显示眶内脂肪和肌肉等组织疝入至筛窦和/或上颌窦顶;④轴位和冠状位 CT 骨扫描见眶内侧壁骨折,冠状位和矢状位 CT 骨扫描见眶底壁骨折下塌,CT 软组织窗可见骨折处的内直肌或下直肌增粗,眶内脂肪和/或内(下)直肌可嵌顿于骨折处或疝入筛窦或上颌窦顶;⑤MRI 不能直接显示骨折,但能显示疝入筛窦和/或上颌窦的眶内脂肪、眼外肌,在无脂肪抑制的 T_1WI、T_2WI 脂肪均显示为高信号,脂肪抑制后则为等信号或低信号。

鉴别诊断:①筛窦或上颌窦囊肿或息肉,小息肉或囊肿 CT 呈低密度,MR T_1WI 呈等信号,有别于眶内脂肪的高信号,增强后无明显强化;②筛窦或上颌窦肿瘤,肿块在 CT 上呈等密度,MR T$_1$WI 呈等信号,有别于眶内脂肪的高信号,增强后可强化。

四、脑脊液鼻漏

【简介】

脑脊液鼻漏(cerebrospinal rhinorrhea)是指脑脊液经破裂或缺损的蛛网膜、硬脑膜和颅底骨板流入鼻腔或鼻窦,再经前鼻孔或鼻咽流出。脑脊液漏入鼻的途径有:鼻腔顶壁、额窦、筛窦、蝶窦、蝶鞍或颞骨中耳经咽鼓管至鼻腔。可分为外伤性脑脊液鼻漏和自发性脑脊液鼻漏,其中 80% 为外伤性,是颅底骨折的常见并发症,30~50 岁男性最常见。骨折的部位大多在颅前窝,骨折线常涉及鼻腔顶壁、额窦后壁、筛窦顶壁或筛状板,其中以筛窦骨折发生率最高。少数患者骨折发生于颅中窝,骨折线通过蝶鞍或蝶窦气房。甚少患者为颅后窝的骨折所致,可见蝶窦后壁骨折线。50% 在外伤后 48 小时内发病,90% 在 1 个月内发病,少数可在受伤后数年甚至更长时间发生。漏口较大时可合并脑膜脑膨出。

主要临床症状为鼻腔间断或持续性流出清亮、水样液体,多数为单侧,在低头、用力、压迫双侧颈静脉时可诱发流出量增多。部分患者可表现为反复颅内细菌感染的症状。

【病理基础】

1. **大体检查**　为清亮、水样液体,合并脑膜脑膨出则可见灰白色不整形软组织,实性,质中。

2. **镜下表现**　可见脑脊液中以小淋巴细胞为主,呈圆形,胞膜完整,边缘光滑,胞浆少,占细胞总数的 60%~70%,单核细胞体积较大,核疏松,占细胞总数的 30%~40%,无中性粒细胞,如合并脑膜脑膨出则可见成熟的神经胶质及脑膜组织,并可见散在的神经元细胞,间质为较致密的纤维结缔组织。脑膜组织为衬以扁平或有异型的椭圆形细胞的丛状血窦样裂隙。免疫组织化学:神经胶质原纤维酸性蛋白(glial fibrillary acidic protein,GFAP)(+)、S-100(+)和 Vimentin(+),脑膜组织 EMA 弱(+)。

【影像学表现】

根据病史、临床表现及鼻腔漏出液葡萄糖定量分析,脑脊液鼻漏诊断并不困难,影像学检查的价值在于明确漏口的位置、范围。

1. **X 线表现**　若骨折轻微,不易显示,但常见局部混浊;明显的骨折可见局部骨质缺损、错位和变形,邻近窦腔透亮度减低;如合并脑膜膨出,则可见鼻腔或鼻窦的软组织肿块。若见蛛网膜下腔积气,则是脑膜损伤的可靠证据。

2. **CT 表现**　CT 可直接显示骨折或骨缺损的形态、位置及大小,冠状位显示最佳,可显示颅底骨质连续性中断,以筛板、额窦顶壁多见,其次为蝶窦顶壁,邻近鼻腔或鼻窦内可见积液或软组织密度影,通过颅骨骨折或缺损处与颅内相连。

3. **MRI 表现**　MRI 可进一步清晰显示有无脑膜膨出、脑膨出及颅内有无并发感染。冠状位水成像及 T$_2$WI 可显示颅内蛛网膜下腔经漏口与邻近鼻腔、鼻窦液体信号交通,漏口较小时表现为线样 T$_2$WI 高信号,较大时可合并漏口部位的脑膜脑组织膨出、下疝,增强扫描无明显强化,如合并颅内感染则可见强化。

【典型病例】

病例 8　患者,男,43 岁,车祸伤 9 年。伤后出现脑脊液鼻漏,HRCT 表现见图 5-3-8。

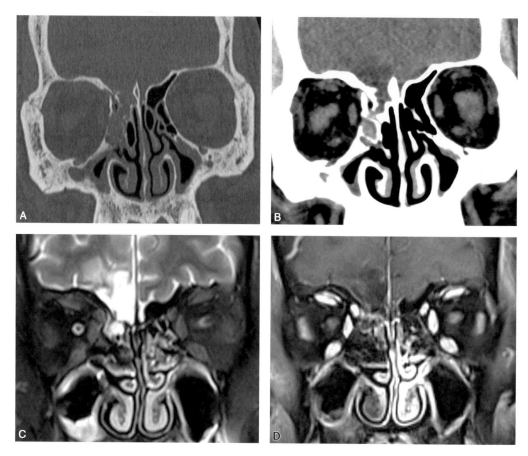

图 5-3-8 脑脊液鼻漏 HRCT 表现

冠状位示右侧额窦、筛窦及前颅底多发骨折线,伴移位,涉及眼眶内侧壁(筛骨纸板)、前颅底局部骨质缺损(A),软组织窗冠状位示右侧颅前窝低密度灶与筛窦相连(B);MR 冠状位 T_2WI 示右侧颅前窝片状脑脊液信号向下延伸至筛窦(C),冠状位增强示无明显异常强化灶,筛窦黏膜强化(D)。

【诊断思路及鉴别诊断】

患者有外伤史及典型的临床症状,CT 示颅底骨折或骨质缺损,MRI 示颅内脑脊液信号与鼻腔、鼻窦内水样信号延续。

脑脊液鼻漏需与鼻窦炎、鼻窦囊肿、鼻息肉、皮样囊肿或表皮样囊肿相鉴别,采用合适的断面和成像序列显示鼻腔、鼻窦壁骨质有无缺损或颅内容物与鼻腔、鼻窦是否相通是鉴别的关键。

五、外伤性颈内动脉海绵窦瘘

【简介】

鼻、鼻窦外伤性颈内动脉海绵窦瘘(carotid-cavernous fistula,CCF)指鼻、鼻窦外伤引起颈内动脉海绵窦段的动脉壁或其分支发生破裂,以致与海绵窦之间形成异常的动静脉交通,即动静脉瘘。多见于蝶窦前壁或侧壁骨折,因骨折碎片刺破海绵窦段颈内动脉壁所引起。

【病理基础】

1. 大体检查 鼻、鼻窦外伤性 CCF 的发生主要是由于压力较高的颈动脉血流顺压力差流入海绵窦,导致血流逆向流入眼上静脉及眼下静脉、岩上窦及岩下窦,并引起上述静脉的高流量性扩张。病理学上可分为 3 型:直接型(A 型)为颈内动脉与海绵窦之间的直接交通;硬膜型(B~D 型)为颈内动脉通过脑膜动脉分支与海绵窦相交通;混合型(同时存在直接型和硬膜型)。瘘口处可见鼻腔、鼻窦外伤后 CCF 的供血动脉可能为颈内动脉或其分支,也可能为颈外动脉细小的脑膜支。

2. **镜下表现**　鼻、鼻窦外伤性 CCF 形成后,其动脉内弹力膜进行性破坏;同时动脉内皮层下方可见广泛水肿,动脉中膜环形平滑肌层明显变薄,并出现较多纵行排列的平滑肌。此外,扩张的静脉内膜胶原纤维形态、大小均出现异常,分布不均,而外膜胶原纤维变化较小。

【影像学表现】

1. **X 线表现**　对定性诊断价值不大。全脑数字减影血管造影(digtal subtraction angiography,DSA)可以显示瘘口的部位和大小、静脉引流、伴发的假性动脉瘤及脑循环代偿情况等,同时可行介入栓塞治疗。

2. **CT 表现**　眼上静脉增粗,海绵窦增宽,还可继发眼球突出,眼外肌增粗,眼睑肿胀;增强扫描示增粗的眼上静脉和增宽的海绵窦明显强化。CTA 可直接显示眼上静脉增粗和海绵窦增宽,并评价颈内动脉及其分支、Willis 环侧支循环等情况。

3. **MRI 表现**　MRI 对于患侧海绵窦增宽的显示敏感性远高于 CT,能够显示纡曲、扩张的静脉。因流空效应,患侧扩张的眼上静脉及海绵窦内静脉 T_1WI、T_2WI 呈低信号,增强 T_1WI 示海绵窦增宽、眼上静脉增粗,并明显强化,邻近脑膜强化明显。同时可清晰显示眶内组织的肿胀、眼外肌肥大等。MR 血管造影(MR angiography,MRA)可见海绵窦因血流速度增加而信号增高,眼上静脉及鞍区侧支血管增粗及信号增高。

【典型病例】

病例 9　患者,男,19 岁,外伤后 3 周余。诊断为外伤性 CCF,CT 表现见图 5-3-9。

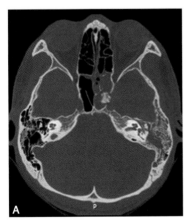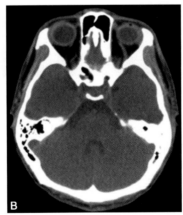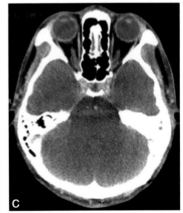

图 5-3-9　外伤性颈内动脉海绵窦瘘 CT 表现

平扫骨窗示左侧蝶窦外侧壁骨折,累及左侧海绵窦;左侧颞骨多发骨折,涉及面神经管、中耳乳突等(A);增强示左侧眼上静脉增粗(B),左侧海绵窦增宽(C)。

病例 10　患者,男,42 岁,头部外伤伴右眼视力消失 50 天。诊断为外伤性 CCF,CT 和 MRI 表现见图 5-3-10。

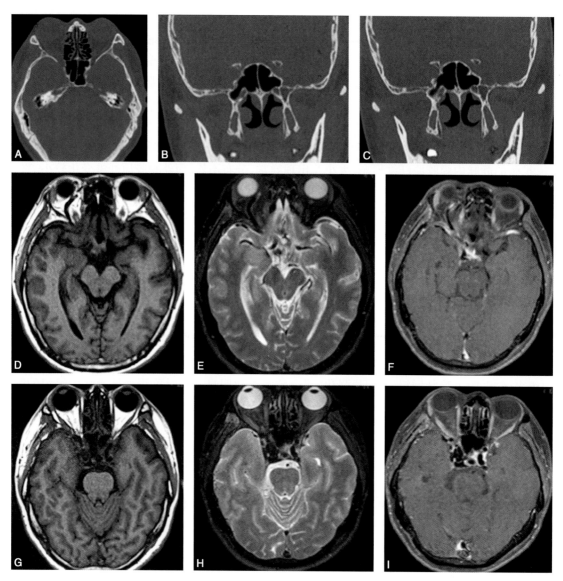

图 5-3-10　外伤性颈内动脉海绵窦瘘 CT 和 MRI 表现

CT 平扫骨窗示右侧蝶窦外侧壁骨折伴轻度下塌移位(A~C);MR 平扫 T_1WI 及 T_2WI 示右侧眼上静脉明显增粗、纡曲,呈血管流空低信号,增强后血管部分强化(D~F),同侧海绵窦轻度增宽强化,伴流空血管影增多紊乱,右侧内、外直肌稍增粗(G~I)。

【诊断思路及鉴别诊断】

结合外伤病史,CT 和 MRI 示眼上静脉增粗呈流空信号影、海绵窦扩大增宽及眼外肌增粗,可提示诊断;DSA 能直接显示瘘口并为诊断的金标准。

CCF 应与眼外肌增粗性疾病、眼眶静脉曲张、海绵窦区肿瘤、海绵窦血栓形成等相鉴别。眼外肌增粗性疾病,主要包括 Graves 病、炎性假瘤、眼外肌转移瘤等。Graves 病可根据临床有甲状腺功能亢进的表现及实验室检查相鉴别;炎性假瘤激素治疗有效;眼外肌转移瘤有原发肿瘤病史,增强扫描肿块异常强化,有助于鉴别。眼眶静脉曲张,症状有无与体位密切相关,CT 和 MRI 上无海绵窦增宽。海绵窦区肿瘤如脑膜瘤及转移瘤,一般无眼上静脉扩张。海绵窦血栓形成常为邻近鼻窦炎所致,增强扫描鼻窦黏膜强化可帮助鉴别。

六、外伤后脑神经损伤

【简介】

外伤后脑神经损伤是由于车祸伤、打击伤及机械等意外事故造成的脑神经损伤，引起脑神经所支配的相应区域感觉及运动异常。鼻部及鼻窦外伤主要涉及嗅神经、视神经、动眼神经、滑车神经、三叉神经、外展神经，其中，最常见的是视神经损伤。

嗅神经起源于鼻腔顶部、鼻中隔和上鼻甲内侧壁的黏膜，向上经筛板的筛孔，进入颅前窝的嗅球。当鼻部、额窦、筛窦外伤骨折累及鼻腔顶壁、前颅底和鸡冠时，可引起嗅神经的损伤或断裂。

视神经管由蝶骨小翼、蝶骨体外侧和筛窦外侧骨壁围绕而成。因此，鼻部及鼻窦外伤累及视神经时，均可导致其损伤。

动眼神经、滑车神经及外展神经走行于海绵窦外侧壁，经眶上裂入眶。因此，蝶窦外侧壁骨折，如果累及海绵窦外侧区，可引起动眼神经、滑车神经及外展神经的损伤。此外，海绵窦区外伤性出血或外伤性CCF可导致海绵窦压力增加，亦可引起上述神经的损伤。

三叉神经有三大分支，包括眼神经、上颌神经、下颌神经。其分支经过眶上裂、海绵窦外侧壁、圆孔、卵圆孔、翼腭窝、眶下裂、眶下神经血管沟等。因此，当额窦底壁（眼眶顶壁）及上颌窦顶壁（眼眶底壁）骨折，分别累及眶上神经管及眶下神经管，或上颌窦后壁骨折累及翼腭窝时，均可导致三叉神经分支（上颌神经、下颌神经、眶上神经及眶下神经）损伤。严重外伤时，眶上裂骨折也可导致动眼神经、滑车神经、三叉神经眼神经支及外展神经的损伤。

【病理基础】

1. **大体检查**　早期神经肿胀充血，晚期缺血萎缩、色泽苍白，神经束膜撕裂不完整，形态上可见神经增粗、扭曲、变形，甚至断裂。

2. **镜下表现**　神经轴突广泛断裂，神经元变性、坏死，炎细胞浸润。轴突断端远侧从近端向远端发生变性、解体。

【影像学表现】

1. **X线表现**　视神经管损伤引起的视神经损伤，在视神经孔片上，可见视神经管骨折或较对侧变形、狭窄，提示视神经损伤的可能。鼻窦华氏位、柯氏位片可见上颌窦顶壁骨折，并可见眶下神经孔骨折，颅底片有时可显示上颌窦后壁、蝶窦、翼腭窝骨折，提示三叉神经分支损伤的可能。

2. **CT表现**　CT已成为鼻部外伤最佳的无创检查方法。CT三维重建技术能够完整显示不同走向的骨折线，展示骨折全貌。CT对骨折的显示比较立体、直观，可见骨质连续性中断、移位，甚至粉碎，伴周边血肿，窦腔积气、积血等。

鼻腔顶壁骨折、额窦和筛窦骨折累及鼻腔顶、前颅底骨折及鸡冠骨折等，有助于判断嗅神经损伤。视神经管管壁骨折的显示，如蝶骨小翼、蝶骨体外侧和筛窦外侧壁的骨折有助于视神经损伤的判断，同时可见视神经水肿、断裂、变粗或粗细不规则。蝶窦外侧壁、眶上裂、眶下裂的骨折，可引起动眼神经、滑车神经、三叉神经及其分支损伤。当上颌窦顶壁（眼眶底壁）骨折累及眶下神经管等出现骨折征象时，需注意眶下神经、上牙槽神经前支和中支损伤。颅底骨折累及卵圆孔，需注意下颌神经损伤。圆孔、蝶窦外侧壁骨折或外伤性CCF累及海绵窦外侧区，需注意上颌神经的损伤。但是CT对嗅神经、动眼神经、滑车神经、三叉神经及其分支、外展神经本身的损伤显示不佳。

3. **MRI表现**　MRI显示骨折不如CT，但对软组织损伤具有较高分辨率。MRI可见神经低信号中断,局部见高信号。视神经损伤常规 T₂WI 即可显示。嗅神经、动眼神经、滑车神经、三叉神经、外展神经等位置深在,需要重 T₂WI 序列(双激发平衡式稳态自由进动序列如 SSFP,三维快速自旋回波序列如 SPACE 等)。但也仅可显示动眼神经、滑车神经、外展神经的脑池段,对于这些神经常见的损伤部位如动眼神经眶上裂段、上颌神经穿经圆孔段等,并不能显示。此外,短时反转恢复(short time inversion recovery,STIR)序列可清晰显示血肿,对于早期出血的诊断,可根据不同信号,判断出血时间,有利于病情观察和随访。

【典型病例】

病例 11 患者,男,37 岁,车祸伤 1 天。诊断为筛板骨折,CT 表现见图 5-3-11。

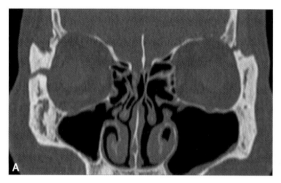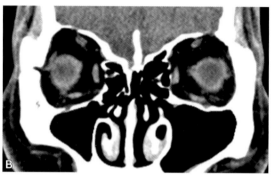

图 5-3-11 筛板骨折冠状位 CT 平扫

A. 右侧筛板骨折,轻微移位,累及右侧鼻腔顶、嗅沟及嗅裂区,双侧眼眶外侧壁骨折伴移位、左侧上颌窦内侧壁线状骨折;B. 右侧筛板周围黏膜稍增厚,提示嗅神经损伤。

病例 12 患者,女,48 岁,外伤后 3 小时。诊断为左侧蝶窦骨折,CT 表现见图 5-3-12。

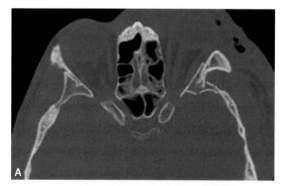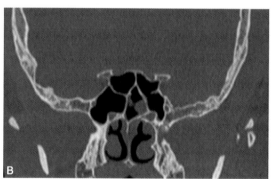

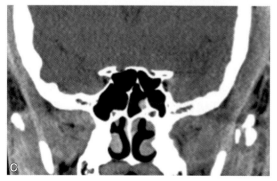

图 5-3-12 左侧蝶窦骨折 CT 平扫

轴位(A)和冠状位(B、C)示左侧蝶窦外侧壁骨折,累及左侧视神经管,并见左侧颧弓骨折伴移位、变形,左侧眼眶外侧壁骨折伴错位。

病例 13　患者,男,32 岁,车祸伤 5 小时。诊断为左侧上颌窦、筛窦骨折,CT 表现见图 5-3-13。

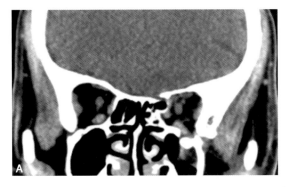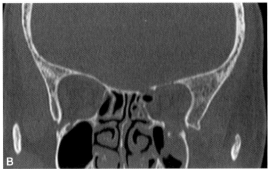

图 5-3-13　左侧上颌窦、筛窦骨折冠状位 CT 平扫

A. 左侧上颌窦顶壁(眶底)骨折,累及眶下神经血管沟,左侧筛窦顶壁骨折,伴移位、变形;B. 上颌窦顶壁骨折周围黏膜增厚,提示眶下神经损伤。

病例 14　患者,女,26 岁,摔伤 1 天。诊断为右侧眶上裂骨折,CT 表现见图 5-3-14。

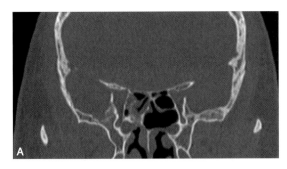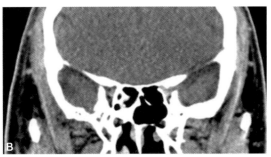

图 5-3-14　右侧眶上裂骨折冠状位 CT 平扫

轴位骨窗(A)和软组织窗(B)示右侧眶上裂骨折伴轻微移位,提示动眼神经、滑车神经、三叉神经眼神经支及外展神经损伤。

病例 15　患者,男,16 岁,车祸伤 1 天。诊断为左侧蝶窦外侧壁骨折,CT 表现见图 5-3-15。

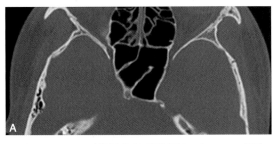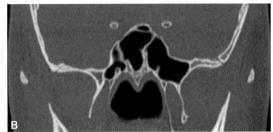

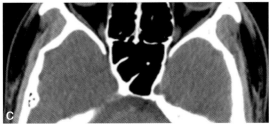

图 5-3-15　左侧蝶窦外侧壁骨折 CT 平扫

骨窗轴位(A)和冠状位(B)示左侧蝶窦外侧壁线状骨折;软组织窗(C)示左侧海绵窦区稍增宽,可提示动眼神经、滑车神经、三叉神经及外展神经损伤。

【诊断思路及鉴别诊断】

患者有外伤病史,CT可见神经走行区邻近骨质骨折、血肿等,对于视神经,还可见神经水肿、断裂、增粗或粗细不规则;MRI可显示神经低信号中断等,有助于诊断。

外伤骨折需与血管沟相鉴别,血管沟边缘光整,邻近软组织无肿胀;视神经损伤应与视神经炎相鉴别,视神经炎T_2WI也可表现为视神经和神交叉高信号,视神经增粗,但明确的外伤史有助于两者的鉴别诊断。

第四节　鼻和鼻窦外伤性病变的影像学诊断思路

1. 诊断思路

(1)判断有无骨折:对有外伤史的患者应在X线平片(鼻骨侧位片)及多方位HRCT薄层图像上仔细观察鼻骨及鼻窦骨皮质连续性有无中断、粉碎及移位,判断有无骨折。

(2)明确骨折部位及范围:准确判断骨折的部位,明确骨折有无累及眼眶壁、前中颅底、视神经管壁、鞍底、鼻泪管及颧弓等周围结构。

(3)判断有无骨折并发症:注意观察窦腔内有无积液/积血、皮下软组织有无肿胀增厚和积气、邻近眼眶内软组织有无疝出、眼外肌有无增粗移位、颅内及眶内有无积气等周围结构改变;判断有无外伤后脑脊液鼻漏、CCF及脑神经损伤,应重点观察前中颅底骨质有无骨折和移位、颅内有无软组织灶与鼻腔和鼻窦沟通,观察骨折是否累及嗅裂、嗅沟区、视神经管壁、眶下裂等结构,双侧海绵窦是否对称、有无增宽,海绵窦有无流空血管,眼上静脉及视神经有无增粗等。

2. 鉴别诊断思路

(1)鉴别诊断:鼻骨及鼻窦骨折应与鼻骨孔、缝间骨、骨缝及血管沟等相鉴别。骨折线一般走行僵硬、边缘锐利,且断端常错位成角;而鼻骨孔位于鼻骨的中下部,表现为骨质不连续,多较为光滑、欠锐利,邻近鼻骨弧度自然;缝间骨位于鼻骨间缝、鼻颌缝处,呈点状,紧邻骨缝,且与邻近连接骨走行一致;骨缝均有固定解剖部位,多呈锯齿状,不移位;血管沟一般纵行,走行自然,边缘欠锐利,不移位,且常双侧对称。

(2)多方位、多平面观察:应注意结合轴位与冠状位多方位薄层仔细观察,尤其是单纯线性骨折,进一步观察有无下塌移位及周围结构骨折或邻近皮下软组织肿胀增厚,可帮助支持骨折诊断。

(3)观察周围结构:仔细观察周围结构的继发改变,如发现窦腔内积液/积血、眶内/颅内积气、眼眶软组织疝等骨折并发症可进一步支持骨折诊断。

(4)其他:外伤后脑脊液鼻漏、CCF及脑神经损伤的诊断及鉴别应结合患者病史和临床症状。

报告书写规范要点

左/右侧鼻骨及上颌骨额突可见多发骨折线,伴下塌移位,鼻背部软组织肿胀增厚,边界不清;注意鼻中隔、鼻腔、鼻窦情况的描述。

左/右侧额窦(筛窦/上颌窦/蝶窦)可见多发骨折线,伴移位(凹陷/下塌),有无累及眼眶顶壁(内侧壁/底壁)、前/中颅底、视神经管壁、鞍底、鼻泪管及颧弓,左/右侧额窦(筛窦/上颌窦/蝶窦)透亮度减低,内见高密度积血;局部皮下软组织肿胀增厚;邻近眼眶内软组织、眼外肌移位。判断颅内及眶内有无积气,前中颅底骨质有无骨折,颅内有无软组织灶与鼻腔和鼻窦沟通,双侧海绵窦是否对称、有无增宽,海绵窦有无流空血管,眼上静脉、眼外肌及视神经有无增粗等。

═══ 练习题 ═══

1. 名词解释

泪滴征

2. 选择题

(1) 上颌窦骨折CT表现的描述,错误的是

    A. 清晰显示骨折部位、程度及移位情况

    B. 对窦腔积血/积液及邻近软组织损伤显示清楚

    C. 上颌窦前壁、后壁骨折以冠状位显示佳

    D. 表现为上颌窦窦壁骨皮质连续性中断、粉碎及移位

    E. 上颌窦顶壁骨折常累及眶下神经血管沟

(2) 鼻窦外伤后骨折并发症不包括

    A. 鼻窦积血　　　　　　　　　B. 颅内积气

    C. 脑脊液鼻漏　　　　　　　　D. 眶内软组织疝

    E. 面神经损伤

(3) 关于脑脊液鼻漏的描述,错误的是

    A. 脑脊液经破裂或缺损的蛛网膜、硬脑膜和颅底骨板流入鼻腔或鼻窦

    B. 可分为外伤性脑脊液鼻漏和自发性脑脊液鼻漏

    C. 主要临床症状为鼻腔间断或持续性流出清亮、水样液体

    D. X线检查可直接显示骨折的形态、位置及骨质缺损的位置

    E. 颅底骨折的常见并发症

(4) 关于鼻骨骨折的描述,错误的是

    A. 最容易发生于鼻骨上段　　　B. 鼻骨偏侧性骨折较常见

    C. 骨折可涉及上颌骨额突、鼻中隔　　D. 可伴有鼻背部软组织肿胀

    E. CT可清楚显示骨折线及移位、下塌情况

(5) 关于鼻窦骨折说法错误的是

    A. 可引起嗅觉丧失　　　　　　B. 骨折应与骨缝及血管沟相鉴别

    C. 累及视神经管壁可引起视力下降　　D. HRCT为首选检查方法

    E. 一般不引起复视

(6) 关于外伤性颈内动脉海绵窦瘘,说法错误的是

    A. 眼球突出　　　　　　　　　B. 眼上静脉增粗

    C. 海绵窦增宽　　　　　　　　D. 眼外肌无增粗

    E. 海绵窦内可见纡曲的类蚯蚓状或粗细不一的血管信号影

3. 简答题

(1) 简述上颌窦骨折的CT表现。

(2) 简述脑脊液鼻漏的MRI表现。

选择题答案: (1) C　(2) E　(3) D　(4) A　(5) E　(6) D

(唐作华　黄文虎　周蓉先　包　兵　张　放　肖泽彬　郭林英)

====== 推荐阅读资料 ======

［1］郭慕依,叶诸榕.病理学.2版.上海:上海医科大学出版社,2001:56-57.

［2］荣独山.X线诊断学.2版.上海:上海科学技术出版社,2000:142-143.

［3］郭启勇,王振常.中华临床医学影像学:头颈分册.北京:北京大学医学出版社,2016:286.

［4］王振常,鲜军舫,兰宝森.中华影像医学:头颈部卷.2版.北京:人民卫生出版社,2011:247.

［5］鲜军舫,史大鹏,陶晓峰.头颈部影像学:眼科卷.北京:人民卫生出版社,2014:284.

［6］冯晓源.现代医学影像学.4版.上海:复旦大学出版社,2016:444-445.

［7］周康荣.胸部颈面部CT.上海:复旦大学出版社,1996:291-292.

［8］LLOYD K M,DELGAUDIO J M,HUDGINS P A. Imaging of skull base cerebrospinal fluid leaks in adults. Radiology,2008,248(3):725-736.

第 六 章

鼻腔和鼻窦炎性病变

第一节 鼻腔炎症

一、鼻息肉

【简介】

鼻息肉(nasal polyp)是发生于鼻腔和鼻窦黏膜的新生物,是鼻部常见的炎性病变,与变态反应、阿司匹林耐受不良、遗传、真菌或细菌感染等多种因素相关,可分为水肿型和增生型。临床症状包括鼻塞、流涕、嗅觉障碍等,多伴有慢性鼻窦炎。鼻息肉好发于中鼻道、筛窦、上颌窦、中鼻甲、筛泡等处,可表现为息肉样黏膜水肿、单独的鼻腔息肉及广泛的鼻腔鼻窦息肉病(sinonasal polyposis)。鼻息肉可坠入后鼻孔及鼻咽腔,称为后鼻孔息肉,多为单侧发病,约占成人鼻息肉的4%~6%,儿童鼻息肉的33%,以来源于上颌窦最多见,蝶窦来源次之。

出血坏死性息肉是一种特殊类型的炎症,好发于上颌窦,少数发生于鼻腔,主要表现为鼻出血或涕中带血、鼻塞,也可出现面部隆起、眼球突出等上颌窦占位引起的征象,需与上颌窦肿瘤、真菌病等相鉴别。上颌窦出血坏死性息肉在 CT 上不易与上颌窦肿瘤相鉴别,但 MRI 信号具有特征性,有助于明确诊断。

【病理基础】

1. **大体检查** 鼻息肉大体呈单个或多个表面光滑、灰白色或半透明的新生物,类似新鲜荔枝肉样,质软,可移动,不易出血,无触痛。出血坏死性息肉大体外观呈不规则暗红色、黄褐色组织,附大量血凝块,质脆,触之易出血。

2. **镜下表现** 鼻息肉镜下以黏膜的慢性炎症和变态反应为主,表面被复层柱状上皮覆盖,常无纤毛,组织极度水肿及肥厚,无神经支配,仅有少量血管分布。出血坏死性息肉镜下表现为以血管增生坏死为主的血管性息肉,多为不规则的薄壁血管,小部分区域呈典型炎性息肉表现,表面被斑片状化生的鳞状上皮所覆盖,间质内有较多慢性炎症细胞浸润,局部有坏死及出血,散在大量吞噬含铁血黄素的巨噬细胞,并伴有斑片状新鲜的出血灶及纤维素样坏死,但缺乏血管瘤的典型表现。

【影像学表现】

鼻息肉可发生于鼻腔任何部位,好发于中鼻道,可坠入后鼻孔及鼻咽腔,呈类椭圆形或分叶状,大小不一,可堵满整个鼻腔。鼻息肉可单侧或双侧发生,后鼻孔息肉、出血坏死性息肉多为单侧。

1. X线表现 X线平片对鼻息肉多显示不佳,目前已很少应用。后鼻孔息肉坠入鼻咽腔时,在鼻咽侧位片可见软组织团块影。

2. CT表现 鼻息肉CT上呈低密度,多较均匀,表面多较光整,增强后强化不明显或轻度强化,增生性息肉可呈轻中度强化。多数病例合并有鼻窦炎表现。出血坏死性息肉好发于上颌窦,多呈欠均匀的等或稍低密度,增强后内部可见散在小片状强化区,可伴上颌窦腔膨大、窦壁骨质受压吸收甚至破坏,可突入或压迫眶底、面颊部、颞下窝等周围结构。

3. MRI表现 通常T_1WI呈等信号或低信号,T_2WI呈高信号,增强后黏膜以轻度强化为主,可呈延迟强化,增生性息肉可强化较明显,弥散加权成像(diffusion weighted imaging,DWI)无弥散受限。出血坏死性息肉T_1WI呈等稍低信号或高信号(伴有亚急性出血时),T_2WI以高信号为主,伴周围及内部线状低信号分隔,为其特征性表现,增强后病灶以不均匀较明显强化为主,内部呈多结节状或斑片状强化,DWI通常无明显弥散受限。

【典型病例】

病例1 患者,男,61岁,双侧鼻息肉。双侧鼻塞1年,清水涕,伴鼻痒、喷嚏反复发作,嗅觉减退。查体见双侧鼻息肉。CT和MRI表现见图6-1-1。

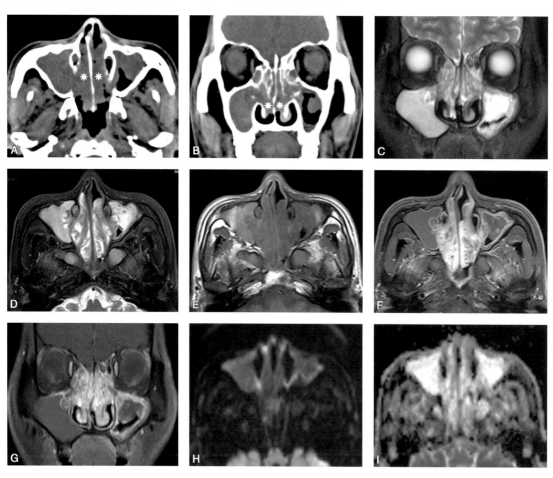

图6-1-1 双侧鼻息肉CT和MRI表现

CT平扫轴位(A)及冠状位(B)示双侧鼻腔内大量低密度团块影(星号),另见双侧额窦、筛窦及上颌窦炎症,窦壁骨质硬化;MRI示双侧鼻腔内团块T_2WI呈高信号(C、D),T_1WI呈低信号(E),增强T_1WI示病灶呈黏膜样强化(F、G),DWI(H)呈低信号,ADC图(I)呈高信号,ADC值约$(1.4\sim1.7)\times10^{-3}\ mm^2/s$($b$值为$1\ 000s/mm^2$),提示病灶无弥散受限。双侧额窦、筛窦及上颌窦内另可见黏膜增厚和积液。

　　病例 2　患者,男,50 岁,左侧鼻息肉。左侧半面麻木伴左眼肿胀半年,伴左侧鼻黏涕。查体见左侧鼻息肉超出中鼻道。CT 和 MRI 表现见图 6-1-2。

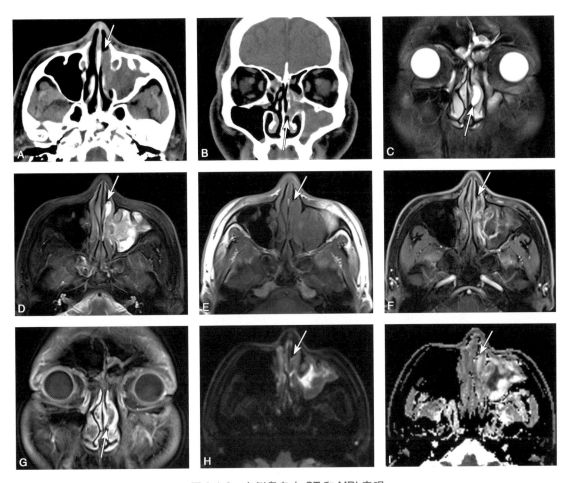

图 6-1-2　左侧鼻息肉 CT 和 MRI 表现

CT 平扫轴位(A)及冠状位(B)示左侧鼻腔、中鼻道低密度团块影(箭),左侧上颌窦内低密度灶,窦壁骨质硬化;MRI 示左鼻腔中鼻道病灶 T_2WI(C、D)呈高信号(箭), T_1WI(E)呈低信号(箭),增强 T_1WI(F、G)示病灶周边轻度黏膜样强化(箭),DWI(H)呈低信号(箭),ADC 图(I)呈高信号(箭),ADC 值约 $2.1×10^{-3} mm^2/s$(b 值为 1 000s/mm^2),提示病灶无弥散受限。左侧上颌窦内可见积液及黏膜强化,DWI 示窦腔内部分区域呈高信号,提示局部窦腔内容物较黏稠。

　　病例3　患者,女,61岁,右侧后鼻孔息肉。右侧鼻塞伴黏脓涕3月余,有嗅觉减退,有头痛,不伴鼻痒、喷嚏反复发作。查体见右侧中鼻道、后鼻孔息肉。CT和MRI表现见图6-1-3。

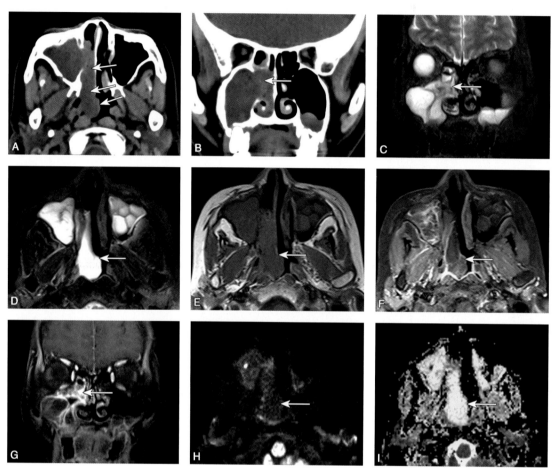

图 6-1-3　右侧后鼻孔息肉 CT 和 MRI 表现

CT平扫轴位(A)及冠状位(B)示右侧鼻腔、后鼻孔低密度团块影(箭),突入鼻咽腔,来源于右侧上颌窦内,上颌窦开口扩大,窦壁骨质硬化;MRI示病灶 T_2WI(C、D)呈高信号(箭), T_1WI(E)呈低信号(箭),增强 T_1WI(F)示病灶周边轻度黏膜样强化(箭),右侧上颌窦内分叶状息肉及黏膜强化,冠状位增强 T_1WI(G)示上颌窦开口扩大及黏膜强化(箭),DWI(H)呈低信号(箭),ADC图(I)呈明显高信号(箭),ADC值约 $2.6×10^{-3}mm^2/s$(b值为 1 000s/mm²),提示病灶无弥散受限。另见左侧上颌窦积液及黏膜强化。

病例 4　患者,男,28 岁,右侧上颌窦出血坏死性息肉。右侧鼻涕中带血 3 月余,右侧面部胀痛 2 月余。查体双侧鼻腔未见新生物。CT 和 MRI 表现见图 6-1-4。

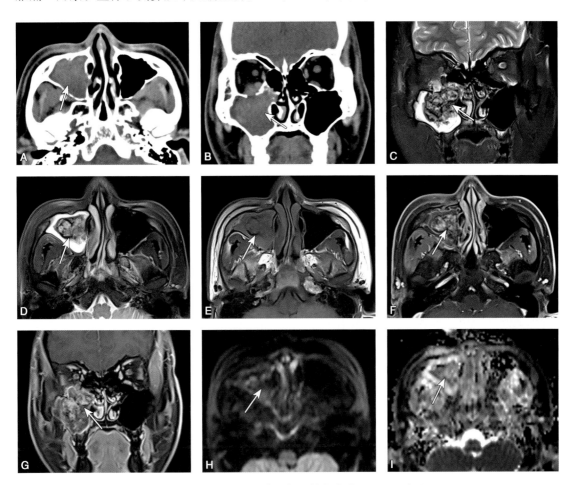

图 6-1-4　右侧上颌窦出血坏死性息肉 CT 和 MRI 表现

CT 平扫轴位(A)及冠状位(B)示右侧上颌窦占满软组织病灶(箭),向上部分突入右侧眶底,相应上颌窦顶壁部分骨质吸收;MRI 可见右侧上颌窦区混杂信号团块,轴位及冠状位 T_2WI(C、D)示病灶以不均匀高信号的息肉伴出血为主,伴周围及内部低信号分隔及出血(箭),轴位 T_1WI(E)以等稍低/高信号为主,伴周围低信号环(箭),增强 T_1WI(F、G)示病灶内部呈结节状及小片状强化(箭),DWI(H)呈低信号(箭),ADC 图(I)呈中等稍高信号(箭),内部 ADC 值约$(1.0\sim1.2)\times10^{-3}mm^2/s$(b 值为 1 000s/$mm^2$),提示病灶弥散稍受限。

【诊断思路及鉴别诊断】

鼻息肉影像学表现主要与其病理成分有关:以炎性水肿为主,或增生为主,出血坏死性息肉以出血坏死为主。MR 检查对于分析出血、坏死及病理成分具有优势,因此,对于怀疑出血坏死性息肉者,应行 MR 检查。CT 图像特点:病灶可位于鼻腔任何部位,CT 平扫呈偏低密度,增强后轻度强化或无明显强化。上颌窦出血坏死性息肉常伴窦腔膨大。MRI 图像特点:T_1WI呈等或偏低信号,T_2WI呈高信号,增强后呈轻度黏膜强化,DWI 无明显弥散受限。出血坏死性息肉 T_2WI 具有特征性表现,表现为以高信号为主,伴周围及内部低信号线状分隔或出血灶。

鼻息肉主要需与鼻乳头状瘤相鉴别,乳头状瘤形态及生长范围可与鼻息肉类似,但乳头状瘤 CT 平扫呈等密度,表面可呈不规则小结节状或呈"气泡征",增强后呈中等强化,在 MR T_2WI 及增强 T_1WI 图像,可表现为"脑回征"。出血坏死性息肉需与恶性肿瘤及真菌性鼻窦炎相鉴别,恶性肿瘤通常表现为实质性肿块,T_2WI 呈等或较高信号,DWI 弥散受限;真菌性鼻窦炎通常 CT 可见钙化灶或絮状稍高密度,T_2WI 呈低信号甚至无信号。

二、鼻中隔脓肿

【简介】

鼻中隔脓肿(nasal septal abscess)是指鼻中隔软骨膜或骨膜下积脓,多发生于软骨部。鼻中隔黏膜质脆易破,但软骨膜或骨膜较为坚韧而致密,较易形成软骨膜或骨膜下积血或积脓。鼻中隔脓肿多发生于鼻中隔外伤或手术后,由鼻中隔血肿感染所致,也可由邻近组织的炎症蔓延所致。儿童和血糖控制不佳的糖尿病患者也较为多见。病原菌以金黄色葡萄球菌最常见(尤其应该重视耐甲氧西林金黄色葡萄球菌),也可为铜绿假单胞菌、厌氧菌,甚至结核分枝杆菌。

主要临床表现为鼻塞、鼻痛,伴有局部及全身急性炎症症状。鼻中隔脓肿常见的并发症是鼻中隔软骨坏死,可引起鞍鼻畸形或鼻中隔穿孔,也可引起败血症、颅内感染、眼眶蔓延等。影像学检查可以判断病变范围,MR DWI 有助于明确诊断。

【病理基础】

1. 大体检查 鼻中隔一侧或双侧对称性肿胀膨隆,可有波动感,抽吸有脓,如有破溃,可见血脓液流出。

2. 镜下表现 大量炎性细胞浸润伴坏死,以中性粒细胞为主,可含有软骨、肉芽组织及血凝块,脓肿慢性期可见脓肿壁纤维增生。

【影像学表现】

1. X 线表现 华-柯氏位难以显示鼻中隔脓肿,目前已很少应用。

2. CT 表现 鼻中隔脓肿好发于鼻中隔软骨段。鼻中隔软骨段明显肿胀,向两侧膨隆,内部呈偏低密度,增强后脓肿壁强化,内部脓液无强化。

3. MRI 表现 鼻中隔软组织肿胀增厚,T_1WI 呈等或稍低信号,T_2WI 呈高信号,DWI 示脓肿内部脓液呈高信号,弥散明显受限,ADC 值约$(0.5 \sim 1.0) \times 10^{-3} mm^2/s$(b 值为 1 000s/mm²),增强后可见脓肿壁强化。

【典型病例】

病例 5 患者,男,20 岁,持续性鼻塞伴疼痛 10 天余。查体:鼻中隔充血肿胀。增强 CT 表现见图 6-1-5。

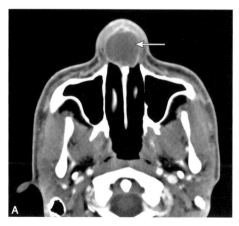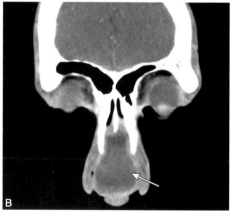

图 6-1-5 鼻中隔增强 CT 表现

轴位(A)及冠状位(B)示鼻中隔软骨段低密度类圆形团块(箭),向两侧膨隆,脓肿壁均匀强化。

病例6　患者,男,54岁,鼻塞鼻痛多日,伴鼻出血,鼻中隔前段肿胀隆起。CT和MRI表现见图6-1-6。

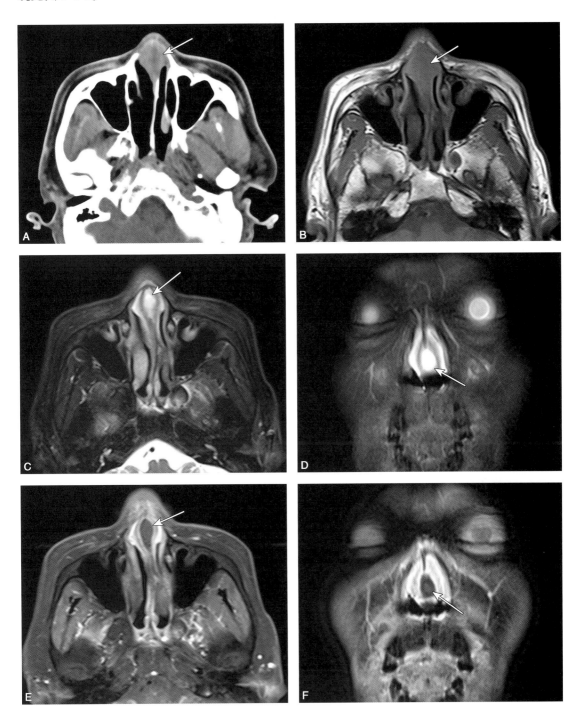

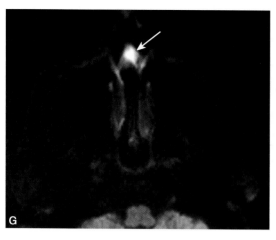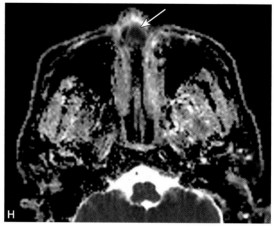

图 6-1-6　鼻中隔 CT 和 MRI 表现

CT 平扫轴位(A)示鼻中隔软骨段肿胀,密度中等,边界欠清(箭);MRI 图像上,轴位 $T_1WI(B)$ 示病灶呈等信号(箭),轴位及冠状位 $T_2WI(C、D)$ 病灶呈高信号(箭),并可见鼻中隔两侧黏膜肿胀,轴位及冠状位增强 $T_1WI(E、F)$ 示病灶周壁环形强化,内部无强化(箭),DWI(G)示病灶呈高信号(箭),ADC 图(H)呈低信号(箭),ADC 值约 $0.53×10^{-3}mm^2/s$(b 值为 1 000s/mm^2),提示弥散受限。

【诊断思路及鉴别诊断】

鼻中隔脓肿好发于鼻中隔软骨段,影像学表现与其他部位脓肿类似,以 MRI 显示更佳。CT 图像特点:平扫呈偏低密度,增强后仅脓肿壁强化。MRI 图像特点:脓肿壁环形强化,DWI 示脓液弥散受限。

鼻中隔脓肿需与鼻中隔血肿及鼻中隔黏膜肥厚相鉴别。鼻中隔血肿在 CT 上呈较高密度,MRI 上血肿不同时期具有相应的信号改变。鼻中隔黏膜肥厚表现为鼻中隔黏膜增厚,无液化坏死区,临床通常无耳痛表现。

三、鼻石

【简介】

鼻石(nasal calculi)又称鼻结石(rhinolith)或鼻石症(rhinolithiasis),是由鼻腔内异物发生钙盐沉积而形成的一种罕见疾病。多发生于成年人,儿童少见,无明显性别差异。多为一侧鼻腔出现单个鼻石,多发鼻石或双侧鼻腔受累者偶有报告。目前鼻石病因不明,通常认为与鼻腔内异物有关。典型症状为逐渐加重的单侧鼻塞,脓性鼻涕,多伴有腥味。小的鼻石可从鼻孔取出,较大的鼻石可用鼻钳夹碎、再分块取出,一般预后良好。

【病理基础】

1. **大体检查**　典型鼻石呈灰色石灰岩样,表面凹凸不平、质硬;鼻石表面可伴肉芽组织覆盖。鼻石处鼻黏膜不同程度充血糜烂,周围可伴炎性渗出。

2. **镜下表现**　鼻石主要由磷酸钙、碳酸钙、磷酸镁、硬脂酸钙、包含钠的白磷酸钙、不定型氧化铁沉积而成。在鼻腔异物的基础上,以异物为核心,周围炎性渗出物、鼻腔分泌物中多种无机盐沉积附着其表面而逐渐形成。根据核心的不同,将鼻石又分为真性和假性,以后者多见,假性鼻石以外源性异物为核心;真性鼻石以内源性物质为核心。

【影像学表现】

1. CT 表现　典型鼻石诊断主要靠鼻镜,但结石往往被肉芽组织覆盖,难以作出正确诊断,极易误诊为肿瘤,此时 CT 检查尤为重要。CT 表现分为 2 种类型:有核鼻石的核心为低密度影,周围环绕高密度无机盐影,CT 值大于 1 000HU,形态不一,边缘毛糙;而无核鼻石的核心因时间长久而发生变质,不能发现核心,CT 表现为均匀高密度影。HRCT 对鼻石的诊断价值更大,因为鼻石的核心一般较小、密度低,而外围沉积的无机盐面积大、密度高,使两者形成鲜明对比,可进一步反映鼻石的大体构成,有利于鼻石的诊断。HRCT 可清楚显示鼻石的位置、大小、形状、数目、累及的部位和范围,大的鼻石可压迫邻近骨质,但一般无骨质侵蚀破坏。HRCT 也可清楚显示并发症如鼻窦炎、鼻腔膨大、鼻中隔或硬腭偏曲、穿孔等。

2. MRI 表现　常规 MRI 上,鼻石 T_1WI 及 T_2WI 均呈低信号,增强后无强化,而结石周围炎性肉芽组织 T_1WI 呈等低信号,T_2WI 呈稍高、高信号,增强后可呈中等-明显强化。

【典型病例】

病例 7　患者,男,47 岁,右侧鼻塞约 5 年,伴右侧鼻腔腥臭味脓涕。诊断为右侧鼻石,CT 表现见图 6-1-7。

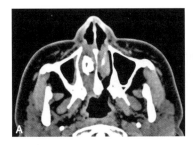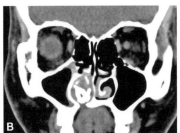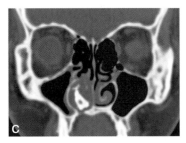

图 6-1-7　右侧鼻石 CT 表现

平扫示右侧鼻腔下部结节致密影,核心为低密度,周围包绕炎性肉芽组织,边缘毛糙(A、B);冠状位骨窗示周围骨质未见明显吸收破坏(C)。

病例 8　患者,男,52 岁,左侧鼻腔鼻塞伴流脓 3 年。诊断为左侧鼻石,CT 表现见图 6-1-8。

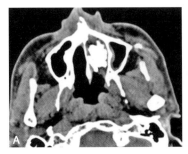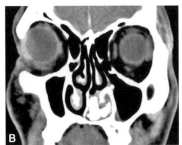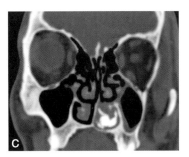

图 6-1-8　左侧鼻石 CT 表现

平扫示左侧总鼻道下部、下鼻道不规则高密度影(CT 值约 2 000~2 300HU),病灶内部密度均匀,未见低密度影,其周围伴炎性肉芽软组织(A、B);冠状位骨窗示左侧鼻腔底壁稍受压吸收,鼻腔周壁未见明显吸收破坏(C)。

病例9　患者,男,56岁,3年前鼻腔异物史,鼻腔流水、流脓伴鼻部疼痛。诊断为双侧鼻石,CT表现见图6-1-9。

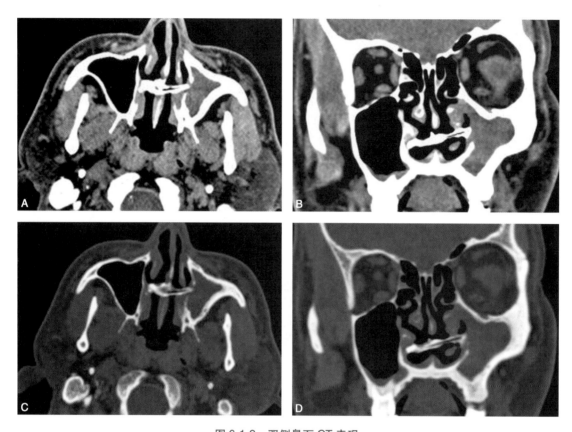

图6-1-9　双侧鼻石CT表现

轴位(A)、冠状位(B)CT平扫示双侧鼻腔下部一横行极低密度异物,跨越鼻中隔、累及左侧上颌窦口,伴边缘致密鼻石形成;轴位(C)、冠状位(D)CT骨窗示鼻中隔、左上颌窦内侧壁骨质穿孔。

病例10　患者,女,49岁,右侧鼻腔异物感1年半。诊断为右侧鼻石,CT和MRI表现见图6-1-10。

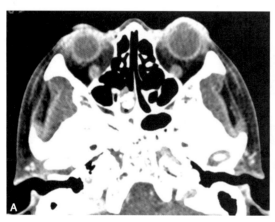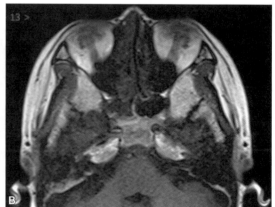

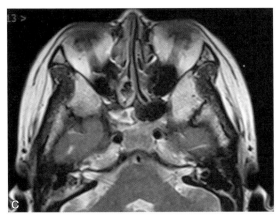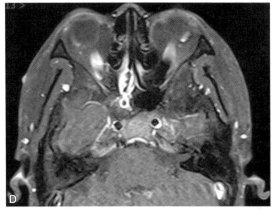

图 6-1-10 右侧鼻石 CT 和 MRI 表现

CT 平扫轴位示右侧鼻腔后部一结节致密影,周围伴低密度软组织影(A);轴位平扫 T_1WI(B)示结石呈低信号,轴位平扫 T_2WI(C)示中心结石呈低信号,周围炎性肉芽组织呈稍高信号,增强后(D)结石未见强化,周围肉芽组织明显强化。

【诊断思路及鉴别诊断】

成年人出现逐渐加重的单侧鼻塞、脓性鼻涕伴有腥味等症状;CT 发现鼻腔内规则或不规高密度影,CT 值大于 1 000HU,内部密度均匀或见低密度核心,周围可包绕强化的炎性软组织,且周围骨质未见吸收破坏,需考虑鼻石的可能性。

鼻石需要与真菌性鼻窦炎相鉴别。真菌性鼻窦炎以单侧上颌窦受累多见,其内高密度钙化多呈簇状分布,密度较鼻石低。

第二节 鼻 窦 炎 症

一、急性鼻窦炎

【简介】

急性鼻窦炎(acute nasosinusitis)多继发于急性鼻炎,少数为牙源性或创伤性致病菌进入鼻窦而感染。临床上多表现为肺炎链球菌与流感嗜血杆菌、需氧菌与厌氧菌的混合感染。通过控制感染,经鼻腔鼻窦引流和解除通气障碍等治疗后,症状可逐渐消退,若急性鼻窦炎反复发作及未彻底治愈可转变为慢性鼻窦炎。

【病理基础】

1. **大体检查** 上颌窦黏膜血管扩张充血和水肿,黏膜增厚,窦腔内见黏液性或浆液性分泌物潴留。

2. **镜下表现** 鼻窦黏膜上皮肿胀,固有层水肿。黏膜固有层见不等量的中性粒细胞、淋巴细胞及浆细胞浸润。纤毛上皮变性、脱落,变稀疏,排列紊乱。分泌腺见不同程度的炎症改变,腺体见浆液性或黏液性分泌物。若发展为化脓性炎症可见小血管出血,分泌物转为脓性。

【影像学表现】

1. **X 线表现** 华-柯氏正位片示鼻窦腔透亮度减低,黏膜增厚环绕窦壁,形成带状或波浪状增高影,部分可见气液平面。

2. CT 表现 鼻窦黏膜增厚,若黏液或脓液积聚在窦腔,可出现气液平面,窦壁骨质一般无改变,增强后黏膜明显强化,窦腔内积液不强化,冠状位可见上颌窦窦口狭窄或阻塞。

3. MRI 表现 窦腔内积液主要以水为主,占 95%,蛋白含量仅占 5%,因此,急性鼻窦炎通常 T_1WI 呈低信号,T_2WI 呈明显高信号,增强后黏膜强化。

【典型病例】

病例 1 患者,男,36 岁,发热,流黏脓性鼻涕,鼻窦区疼痛 3 天。诊断为急性鼻窦炎,CT 和 MRI 表现见图 6-2-1。

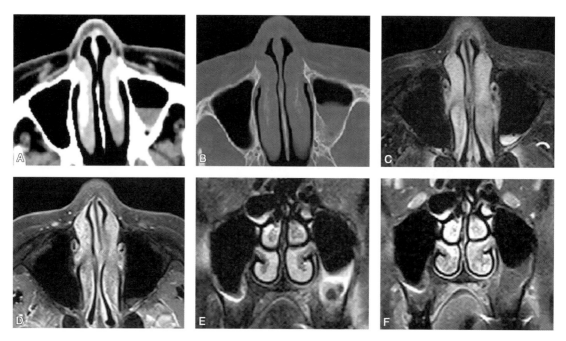

图 6-2-1 急性鼻窦炎 CT 和 MRI 表现

CT 软组织窗(A)示左侧上颌窦内可见气液平面,骨窗(B)示窦壁骨质无明显硬化或破坏;MR 平扫(C~E)示两侧上颌窦黏膜增厚,左侧上颌窦见积液,T_1WI 呈低信号,T_2WI 呈明显高信号,MRI 增强(F)示黏膜强化,窦腔内积液未见强化。

【诊断思路及鉴别诊断】

患者有全身症状如头痛、发热,且有鼻塞,流黏脓性鼻涕,鼻窦区疼痛等局部症状,病程短;X 线示鼻窦腔透亮度减低,窦腔内形成带状或波浪状密度增高影,CT 或 MR 平扫显示鼻窦黏膜增厚及气液平面,增强后黏膜强化,可诊断急性鼻窦炎。若鼻内镜检查可以见到有鼻黏膜充血肿胀,中鼻道或嗅裂有脓性或黏脓性分泌物,可明确诊断。

急性鼻窦炎应与慢性鼻窦炎、真菌性鼻窦炎、鼻息肉相鉴别。慢性鼻窦炎病程较长,影像学特点为窦壁骨质改变,CT 可显示窦壁骨质增厚硬化,密度增高,且边缘不规则。真菌性鼻窦炎影像学显示窦腔内软组织病灶,其内可见团块状或磨玻璃样高密度钙化或出血影;侵袭性真菌性鼻窦炎常伴骨质增生硬化及破坏,邻近结构如眼眶、翼腭窝、颅内常广泛受累,可资鉴别。

二、慢性鼻窦炎

【简介】

慢性鼻窦炎是急性鼻窦炎治疗不及时或不彻底,反复发作迁延所致。患者有长期反复鼻塞、流涕、鼻臭味、前面部胀痛或头痛等症状。由于反复感染,鼻黏膜增生肥厚,可形成黏膜下囊肿和窦壁骨质增生硬化等改变。炎症可累及单个或多个窦腔,常见多个窦腔受累,合并双侧鼻息肉时,可出现全组鼻窦炎。

【病理基础】

1. **大体检查**　鼻窦黏膜可见充血、水肿、增厚及隆起,黏膜表面呈灰红色,常有较多的分泌物附着。切面见黏膜可呈灰红色及灰白色,质地较软。

2. **镜下表现**　部分上皮细胞脱落,纤毛细胞数量减少,杯状细胞数量增多,黏膜固有层腺体数量增多,体积增大,分泌旺盛,并伴有不同程度的炎细胞浸润。浸润的炎细胞主要为淋巴细胞及浆细胞,有时可有少量散在的中性粒细胞、嗜酸性粒细胞、组织细胞及肥大细胞。腺体的基底膜可增厚,黏膜的间质可发生水肿,小血管扩张充血。部分黏膜萎缩和纤维化,可形成黏膜下囊肿。

【影像学表现】

1. **X线表现**　华-柯氏位示鼻窦窦腔透亮度减低,窦壁黏膜增厚,骨质增生硬化。

2. **CT表现**　典型表现包括:①窦壁黏膜增厚,黏膜厚度2~5mm为轻度增厚,5~10mm为中度增厚,10mm以上为重度增厚;②黏膜下囊肿形成,显著增厚的黏膜和多发黏膜下囊肿使窦腔实变;③窦腔积液;④窦壁骨质增生硬化,严重者出现窦腔变形、狭小;⑤合并双侧鼻息肉时,单侧或双侧多发鼻窦黏膜弥漫增厚伴积液。

3. **MRI表现**　增厚的黏膜呈T_1WI等信号、T_2WI高信号,增强后黏膜强化,窦腔内分泌物的信号改变主要与蛋白含量有关,增强检查无强化,当分泌物中以自由水为主,蛋白含量<5%时,T_1WI呈低信号、T_2WI呈明显高信号;随着分泌物中水分吸收,蛋白含量达5%~25%时,T_1WI和T_2WI均呈高信号;随着分泌物内蛋白浓度进一步增加,T_2WI信号逐渐减低,当分泌物呈半凝固状态时,T_1WI和T_2WI均呈低信号。由于分泌物成分不均匀,常呈混杂信号。

【典型病例】

病例2　患者,男,67岁,双鼻流涕、嗅觉减退半年余。诊断为慢性鼻窦炎,CT和MRI表现见图6-2-2。

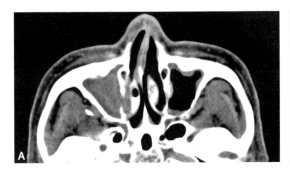
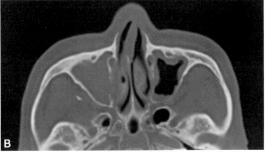

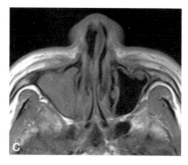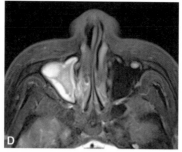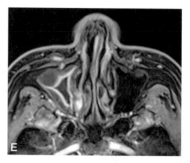

图 6-2-2 慢性鼻窦炎 CT 和 MRI 表现

A.轴位增强 CT 示右侧上颌窦软组织灶,窦壁黏膜强化,左侧上颌窦黏膜增厚;B.轴位 CT 骨窗示双侧上颌窦窦壁骨质轻度增生、硬化,右侧为著;C.轴位 T_1WI 示右侧上颌窦窦壁黏膜肥厚,呈等信号,窦腔内分泌物呈低信号;D.轴位 T_2WI 示右侧上颌窦黏膜肥厚呈明显高信号,窦腔内分泌物呈偏高信号;E.轴位增强 T_1WI 示右侧上颌窦黏膜线样强化。

病例 3 患者,男,54 岁,双侧鼻塞伴脓涕 1 年。诊断为双侧慢性鼻窦炎,CT 表现见图 6-2-3。

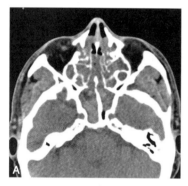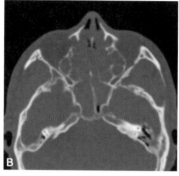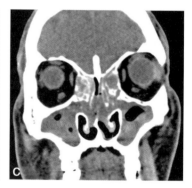

图 6-2-3 双侧慢性鼻窦炎 CT 表现

A.轴位 CT 平扫示双侧上颌窦、筛窦、蝶窦内弥漫软组织灶,双侧鼻腔低密度;B.轴位 CT 骨窗示双侧鼻窦窦壁增生硬化;C.冠状位 CT 示双侧上颌窦、筛窦弥漫软组织灶,双侧鼻腔息肉。

【诊断思路及鉴别诊断】

慢性鼻窦炎患者长期反复鼻塞、流脓涕,并有头痛和鼻臭味。CT 显示单个或多个鼻窦内软组织密度影,窦壁黏膜增厚,窦腔内积液和窦壁骨质增生肥厚。MRI 显示窦壁黏膜增厚,呈 T_1WI 等低信号、T_2WI 高信号,增强后黏膜边缘强化。窦腔内积液,T_1WI 信号因蛋白含量不同而异,T_2WI 多呈高信号,弥散一般不受限,增强扫描无强化,窦壁黏膜强化。

慢性鼻窦炎需与以下疾病相鉴别。①鼻窦肿瘤:临床常表现为鼻塞、鼻出血或面部隆起;CT 可见窦腔内实质性肿块,增强扫描肿块不同程度强化,窦壁骨质吸收、变形或骨质破坏。②真菌性鼻窦炎:临床常见鼻出血、鼻异味;病变窦壁骨质增生硬化,CT 平扫窦腔内多见斑块状钙化或高密度影,MRI 示窦腔内软组织不均匀信号,T_2WI 呈不均匀低信号,弥散受限,增强扫描黏膜强化。

三、儿童鼻窦炎

【简介】

儿童鼻窦炎(sinusitis in children)是儿童较为常见的疾病,与儿童鼻窦解剖学、生理学密切相关,如儿童鼻窦窦口相对较大,鼻腔感染易经窦口侵入鼻窦;鼻腔和鼻窦狭窄,鼻窦发育不全,鼻窦黏膜嫩弱,淋巴管和血管丰富,一旦感染,可导致黏膜肿胀较剧烈和分泌物较多;另外儿童机体抵抗力和对外界的适应能力均较差,易患感冒、上呼吸道感染而继发鼻窦炎。肺炎球菌、链球菌和葡萄球菌感染最常见,经全身抗感染、抑制变态反应、局部应用减充血剂药物及恢复窦口鼻道复合体区域引流后,病变黏膜可逐渐恢复正常。

【病理基础】

1. **大体检查**　鼻窦黏膜充血、肿胀,黏膜增厚,窦口阻塞后分泌物潴留可转为脓性分泌物,慢性期黏膜可有肉芽组织和息肉形成。

2. **镜下表现**　急性期黏膜层见多种炎性细胞浸润,包括中性粒细胞、嗜酸性粒细胞、淋巴细胞及浆细胞等。慢性期杯状细胞增多,腺体增生,腺体导管扩张及炎症改变,黏膜纤维化。

【影像学表现】

1. **X线表现**　华-柯氏正位片示黏膜增厚,呈带状环围绕窦腔,窦腔密度升高,或可见气液平面。若伴有息肉,可见有圆顶状突出的半透明阴影。

2. **CT表现**　窦腔内黏膜呈环形、分叶状或息肉样增厚,严重者黏膜增厚和渗出液使窦腔完全实变,窦腔内可见积液。

3. **MRI表现**　环绕窦壁的线状或带状黏膜增厚,内缘平行于窦壁或呈结节状突向腔内,窦腔内积液 T_1WI 呈低信号, T_2WI 呈明显高信号,部分见气液平面。

【典型病例】

病例4　患儿,女,10岁,双侧鼻塞伴脓涕2年。CT和MRI表现见图6-2-4。

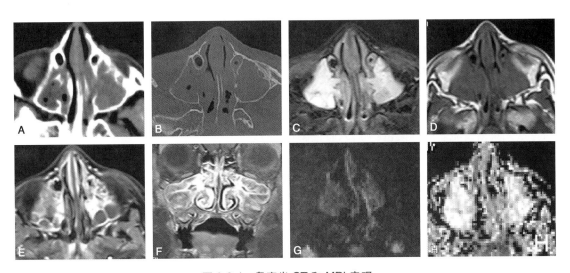

图6-2-4　鼻窦炎CT和MRI表现
CT平扫示双侧上颌窦窦腔透亮度降低,充满等密度软组织影,伴黏膜明显增厚(A、B);MR平扫(C、D)T_1WI呈低信号,T_2WI呈高信号,MRI增强后(E、F)示黏膜波浪状或息肉样强化,DWI(G)呈低信号,ADC值(H)为 $2.1×10^{-3}s/mm^2$,未见弥散受限。

【诊断思路及鉴别诊断】

患儿若有高热、鼻塞、流涕及咳嗽症状,且7~10天后症状未见好转,反而加重,要怀疑鼻窦炎可能。X线见窦腔密度增高或气液平面,CT表现为环形、波浪状、结节样黏膜增厚,MRI

见窦腔积液,可诊断为儿童鼻窦炎。若鼻内镜检查见鼻黏膜水肿,鼻道内有黏脓性分泌物,甚至见窦口周围肿胀或窦口闭塞,可明确诊断。

儿童鼻窦炎应注意与黏膜下囊肿、黏液囊肿及鼻息肉相鉴别。黏膜下囊肿患者无症状或有鼻腔反复流出淡黄色液体病史,影像学表现为以窦壁为基底的光滑薄壁囊状软组织影,囊腔内呈液性密度和信号,无强化,窦壁骨质正常。黏液囊肿以筛窦、额窦常见,多数患者以眼部症状就诊,主要表现为眼球突出和移位,可伴有复视和视力减退等,窦腔膨胀性扩大伴软组织病灶,窦壁骨质可压迫性吸收或破坏,病变常突向眼眶内,边缘光滑,密度/信号均匀呈囊性,增强扫描边缘强化,中心无强化。鼻息肉表现为鼻腔或鼻窦内软组织密度影,有蒂,局限于鼻窦者多见于上颌窦,增强检查呈线条状强化。

四、真菌性鼻腔和鼻窦炎

真菌病属于鼻腔和鼻窦的特异性炎症,是真菌在鼻腔、鼻窦内引起的一种感染性和/或变应性疾病。最常见的病原菌为曲霉菌,其次为毛霉菌。低氧、低 pH 血症、免疫功能低下及高血糖环境是适合真菌生存的常见原因。鼻腔、鼻窦解剖结构异常和病变导致鼻腔、鼻窦引流障碍是继发真菌感染的重要因素。目前真菌性鼻窦炎根据临床表现、治疗方案不同分为真菌球、变应性真菌性鼻窦炎、急性侵袭性真菌性鼻窦炎和慢性侵袭性真菌性鼻窦炎 4 种类型,前两者属于非侵袭性鼻窦炎,后两者属于侵袭性鼻窦炎。

(一) 真菌球

【简介】

多发生于免疫功能正常者,常累及单个窦腔,上颌窦最常见,其次是蝶窦。少数病例可累及多个鼻窦。

【病理基础】

1. **大体检查** 窦腔内形状不规则的软组织团块,多数质软如泥,颜色各异,可呈黄色、棕色、黑色,伴有臭味,窦黏膜水肿或增厚。

2. **镜下表现** 黏膜不同程度的间质水肿,小血管充血扩张,并见较多的淋巴细胞、浆细胞、中性粒细胞浸润,也呈疏密不均的网状分布,也可聚集成团块状物,伴钙质沉着,窦壁黏膜和骨壁无真菌侵犯。PAS 染色(+),六胺银染色(+)。

【影像学表现】

1. **X 线表现** 窦腔透亮度部分或完全减低,少数可显示窦腔内高密度钙化影,窦壁骨质增生硬化。

2. **CT 表现** 部分或全部窦腔被软组织病灶填充。窦腔内可见斑点状、条片状不规则钙化灶或絮状稍高密度影(出血灶),钙化率约 70%,窦壁骨质增生硬化,多数骨质增生硬化明显。

3. **MRI 表现** 因真菌球内菌丝含有锰等顺磁性物质,以及分泌物蛋白含量不同,T_1WI信号多样,呈高信号、低信号或等信号,T_2WI 呈不均匀等低混杂信号或低信号,ADC 值极低,多为$(0.3 \sim 0.5) \times 10^{-3} mm^2/s$,少数可低于$0.3 \times 10^{-3} mm^2/s$,增强扫描真菌球无强化,周围增厚黏膜强化。

【典型病例】

病例 5 患者,男,57 岁,涕中带血 3 月余。诊断为真菌性上颌窦炎,CT 和 MRI 表现见图 6-2-5。

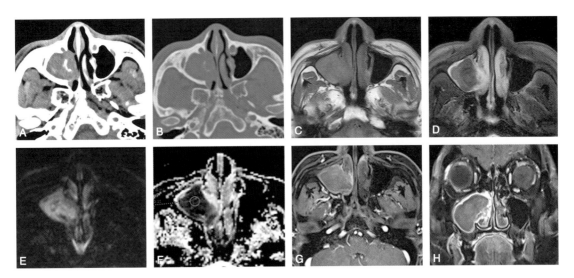

图 6-2-5　真菌性上颌窦炎 CT 和 MRI 表现

轴位 CT 平扫(A)示右侧上颌窦、中鼻道稍低密度软组织灶,伴条片状钙化灶;轴位 CT 骨窗(B)示右侧上颌窦窦壁骨质明显增生硬化;轴位 T_1WI(C)示右侧上颌窦软组织影,呈等低信号;轴位 T_2WI(D)示右侧上颌窦病变呈明显低信号;轴位 DWI(E)示右侧上颌窦病变弥散受限,呈高信号;轴位 ADC 图(F)示右上颌窦病变 ADC 值极低,平均 ADC 值约 $0.229×10^{-3}mm^2/s$;轴位(G)、冠状位(H)增强 T_1WI 示右侧上颌窦黏膜强化,窦腔内病变无明显强化。

【诊断思路及鉴别诊断】

真菌性鼻窦炎临床常见鼻出血症状。好发于上颌窦和蝶窦,表现为单个窦腔内软组织病灶,伴各种形态钙化灶或片絮状高密度出血影,窦壁骨质明显增生硬化。MRI 的主要特点是 T_2WI 呈不均匀等低混杂信号或极低信号,弥散不均匀受限,ADC 值极低,增强扫描无明显实质性强化肿块,窦壁边缘黏膜强化。

真菌性鼻窦炎需与以下疾病相鉴别。①出血坏死性息肉:上颌窦多见,窦腔内见团块影,CT 平扫密度不均匀,常见散在斑片状、云絮状稍高密度影,无钙化。T_2WI 病变周边常见低信号环,增强扫描病变内部呈斑片状强化。②内翻性乳头状瘤:好发于中鼻道、筛窦、上颌窦窦口区,肿块边缘形态不规则。CT 可见窦腔内实质性肿块,增强扫描肿块不同程度强化,肿瘤蒂部附着骨质增生硬化。T_2WI 多呈中等稍高信号,MR 增强扫描病变呈"脑回状"或"栅栏状"强化。③鼻窦癌:临床常表现为鼻痛、鼻出血或面部隆起。CT 可见窦腔内实质性肿块,可侵犯周围结构,增强扫描肿块不同程度强化,窦壁骨质破坏。T_2WI 多呈不均匀等高信号,轻中度弥散受限,增强扫描肿块不同程度强化。

(二) 变应性真菌性鼻窦炎

【简介】

病因不明,可能是一种人体对真菌发生的 I 型变态反应。多见于过敏体质的年轻人,可有家族过敏史,多数患者有长期、反复、多组鼻窦炎或鼻息肉病史。分泌物涂片显示嗜酸性粒细胞增多。血清总免疫球蛋白 E(immunoglobulin E,IgE)或特征性 IgE 升高。

【病理基础】

1. **大体检查**　分泌物呈油灰样、花生酱样、泥沙样或油脂样。常伴巨臭。

2. **镜下表现**　特征性表现是分层的"潮汐样"或"波纹"状黏蛋白伴退化的细胞碎片,主要成分为嗜酸性粒细胞。嗜酸性粒细胞常发生退化及脱颗粒,偶尔形成长针状或双锥形 Char-

cot-Leyden 结晶。有时以黏蛋白成分为主,但常可见退化的炎症细胞。六胺银染色(+),真菌数量可很多也可很少。

【影像学表现】

1. **X 线表现** 多个窦腔透亮度减低,窦腔可膨大,窦壁骨质吸收变薄;继发化脓感染者可见窦壁骨质增生硬化,鼻腔内可见软组织影,鼻道变窄。

2. **CT 表现** 常累及多个鼻窦,单侧或双侧,多伴有鼻息肉。窦腔膨胀性改变,窦腔内弥漫分布斑片状、云絮状毛玻璃样高密度出血影,周边见低密度黏膜。窦壁骨质可有吸收破坏,也可同时伴有增生硬化。

3. **MRI 表现** T_1WI 信号多样,可为片状高信号、低信号或等信号,T_2WI 为高信号或低信号。增强扫描窦壁黏膜强化。

【典型病例】

病例 6 患者,男,39 岁,间断鼻塞、流清涕、打喷嚏 20 余年,过敏性鼻炎伴哮喘。诊断为变应性真菌性鼻窦炎,CT 表现见图 6-2-6。

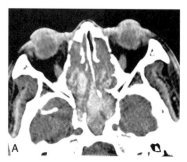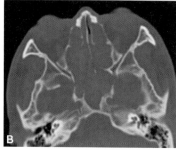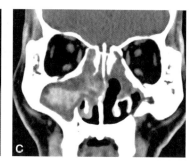

图 6-2-6 变应性真菌性鼻窦炎 CT 表现

A. 轴位 CT 平扫示双侧后组筛窦、蝶窦内斑片状毛玻璃样高密度出血影,周边肥厚黏膜呈低密度;B. 轴位 CT 骨窗示双侧筛窦、蝶窦骨壁有增生硬化,也有吸收破坏;C. 冠状位 CT 示右侧上颌窦内大片状毛玻璃样高密度出血影,累及右侧中鼻道,伴中鼻道低密度息肉。

【诊断思路及鉴别诊断】

变应性真菌性鼻窦炎多见于过敏体质年轻人,长期、反复、多组鼻窦炎或鼻息肉病史。影像学多显示鼻窦病变,全组或部分鼻窦内充满软组织病灶,其内弥漫分布斑片状、云絮状毛玻璃样高密度出血影,周边见低密度黏膜,伴双侧或单侧鼻息肉。因蛋白、菌丝含量不同,T_1WI信号多样,可为片状高信号、低信号或等信号,T_2WI 为高信号或低信号。窦腔内病变弥散受限,ADC 值极低,增强扫描窦壁黏膜强化。

变应性真菌性鼻窦炎需与以下疾病相鉴别。①慢性化脓性鼻窦炎:窦腔内软组织病变,CT 呈低密度,一般无高密度影,T_2WI 多呈高信号,一般弥散不受限。②出血坏死性息肉:单侧上颌窦、中鼻道多见,双侧或多发鼻窦病变少见;CT 平扫密度不均匀,窦腔内散在斑片状、云絮状稍高密度出血影,T_2WI 病变周边常见低信号环,增强扫描病变内部呈斑片状强化。③鼻窦积血:多见于外伤或手术造成的窦腔积血,窦腔内高密度影,可见液平面,窦壁骨质一般无增生硬化或破坏,窦腔无膨大,外伤者窦壁可见骨折。

(三) **急性侵袭性真菌性鼻窦炎**

【简介】

几乎均发生于免疫功能低下或缺陷患者。本病起病急,进展快,病程<4 周。病变早期侵犯鼻

腔和鼻窦,接着沿血管扩散,短期内蔓延至整个颅面部,危及患者生命,需及时手术和抗真菌治疗。

【病理基础】

1. **大体检查**　鼻黏膜肿胀及增厚,表面有血性黏稠分泌物或脓性分泌物覆盖及结痂,鼻黏膜可发生坏死而呈灰褐色,鼻腔内常有异味并可见出血。

2. **镜下表现**　鼻腔、鼻窦黏膜发生大片凝固性坏死,在坏死组织中有多量崩解的细胞及组织碎片。在坏死组织周围可见多量淋巴细胞、浆细胞及中性粒细胞浸润,伴脓肿形成。真菌侵犯小动脉和小静脉而形成血管炎,管壁可见坏死,管腔内血栓形成,病变内上皮样肉芽肿形成,破坏骨质。病变和坏死组织内均可见菌丝。

【影像学表现】

1. **X线表现**　窦腔透亮度减低,窦壁骨质及邻近颅面骨可见广泛骨质吸收破坏,累及颅面部软组织时,可见局部软组织弥漫性肿胀增厚。

2. **CT表现**　多发生于上颌窦,其次是蝶窦。窦腔内充满软组织病灶,窦壁及邻近颅面骨可见广泛骨质破坏,窦腔内一般无钙化,病变常广泛侵犯眼眶、翼腭窝、颞下窝,严重者侵犯颅内,出现脑膜炎、脑脓肿和脑梗死。

3. **MRI表现**　病变在T_1WI多为低信号或等信号,T_2WI可呈低信号、稍高信号或高信号,也可呈混杂信号,DWI示病变弥散受限,ADC值多为$(0.4~0.7)\times10^{-3}mm^2/s$,增强后有明显强化。

【诊断思路及鉴别诊断】

急性侵袭性真菌性鼻窦炎患者免疫功能低下或缺陷,起病急、进展快,常伴有发热、面颊部疼痛。CT显示窦腔内软组织病灶,一般无钙化,窦壁及邻近颅面骨有广泛骨质破坏,常向周围累及眼眶、翼腭窝、颞下窝和颅内。T_1WI呈等信号或低信号,T_2WI信号多样,DWI示病变弥散受限,ADC值多较低,增强后有明显强化。

急性侵袭性真菌性鼻窦炎需与以下疾病相鉴别。①鼻腔、鼻窦恶性肿瘤:多见于中老年免疫功能正常患者。起病和进展相对不急,多数无发热。可见鼻腔、鼻窦实质性肿块,T_2WI多呈等高信号,增强后不均匀明显强化,一般不伴颅面部软组织肿胀增厚。②鼻咽癌:常见回吸涕血,病变进展相对不急,一般不伴颅面部软组织肿胀增厚。鼻咽实质性肿块,侵犯鼻腔、鼻窦、颅底结构,T_2WI呈稍高信号,增强后明显强化,多数伴咽后及双侧颈部肿大淋巴结。

(四) 慢性侵袭性真菌性鼻窦炎

【简介】

多发于免疫功能低下或缺陷者(如肿瘤、化疗、激素治疗、糖尿病、艾滋病等),有基础疾病者达40%~70%,以糖尿病患者最为多见。本病为病程进展缓慢的侵袭性炎症,病程4周以上。侵犯眶尖、海绵窦、颅内时可导致眶尖和海绵窦综合征,常出现明显头痛。

【病理基础】

1. **大体检查**　鼻窦黏膜明显肿胀及增厚,呈暗红色,质地较软或较脆,触之易出血,黏膜表面有黏液脓性分泌物及较厚的膜形成。鼻腔、窦腔内常有暗褐色、灰黑色污秽、碎屑状干酪样物,有腥臭味。

2. **镜下表现**　黏膜间质水肿,并见肉芽组织增生和较多的淋巴细胞、浆细胞和中性粒细胞等浸润。真菌菌丝可侵入鼻窦黏膜、黏膜下、血管及骨质。可见黏膜组织血管内炎症、血栓和黏膜肉芽肿形成,黏膜溃疡性坏死,骨坏死。纤维肉芽组织重度慢性炎症,组织间大片坏死组织、少量霉菌菌丝。PAS染色(+),六胺银染色(+)。

【影像学表现】

1. **X线表现**　窦腔透亮度减低,窦壁黏膜增厚,窦壁骨质增厚硬化,可伴有窦壁或周围骨质吸收破坏,少数窦腔可见高密度钙化或出血灶。

2. CT 表现　最常发生在上颌窦,其次是蝶窦。鼻窦及受累结构的软组织病变呈等密度,窦腔内可有钙化灶或出血,窦壁骨质破坏和增生硬化同时存在,窦腔软组织病变向周围蔓延至邻近眼眶、翼腭窝、颞下窝和颅内结构。

3. MRI 表现　T_1WI 呈等信号、高信号或低信号,T_2WI 呈不均匀等低混杂信号或极低信号。DWI 病变不同程度弥散受限,部分 ADC 值较低,可低至 $(0.4 \sim 0.5) \times 10^{-3} mm^2/s$。增强扫描,鼻窦病变以窦壁黏膜增厚强化为主,受累邻近结构不均匀明显强化。窦腔软组织病变向周围蔓延至邻近眼眶、翼腭窝、颞下窝和颅内结构,严重者可出现脑脓肿,脓肿弥散受限,DWI 呈高信号,增强扫描脓肿壁环形强化。

【典型病例】

病例 7　患者,男,71 岁,右侧头痛半年余。诊断为慢性侵袭性真菌性鼻窦炎,CT 和 MRI表现见图 6-2-7。

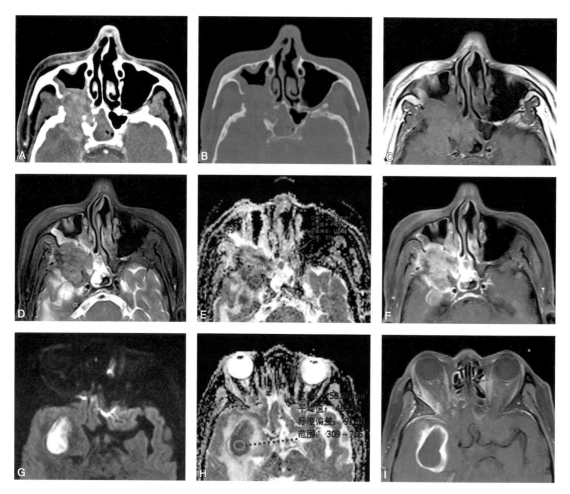

图 6-2-7　慢性侵袭性真菌性鼻窦炎 CT 和 MRI 表现

A. 轴位增强 CT 示右侧蝶窦外侧壁、上颌窦后壁、翼腭窝、中颅底肿块弥漫性强化;B. 轴位 CT 骨窗示右侧蝶窦窦骨壁增生硬化,伴肿块周围骨质明显吸收破坏;C. 轴位 T_1WI 示右侧蝶窦、上颌窦、翼腭窝、中颅底肿块呈等信号;D. 轴位 T_2WI 示肿块呈不均匀等低信号;E. 轴位 ADC 图示肿块呈不均匀低信号,ADC 值较低区约 $0.477 \times 10^{-3} mm^2/s$;F. 增强扫描肿块不均匀强化,形态不规则;G. 轴位 DWI 示右侧颞叶脑脓肿呈高信号;H. 轴位 ADC 图示脑脓肿 ADC 值约 $0.465 \times 10^{-3} mm^2/s$;I. 轴位增强 T_1WI 示脓肿壁环形强化。

【诊断思路及鉴别诊断】

慢性侵袭性真菌性鼻窦炎好发于上颌窦和蝶窦。病变常蔓延至鼻窦周围结构,如眼眶、翼腭窝、颅内等,表现为眶尖或海绵窦综合征。CT 显示窦壁骨质增生硬化,同时伴吸收破坏。鼻窦及受累结构的软组织病灶,T_1WI 呈等信号、稍高信号或低信号,T_2WI 呈不均匀等低混杂信号或极低信号,DWI 示不均匀弥散受限,ADC 值较低。增强扫描,鼻窦病变以窦壁黏膜增厚强化为主,受累邻近结构不均匀明显强化。

慢性侵袭性真菌性鼻窦炎需与以下疾病相鉴别。①鼻腔、鼻窦恶性肿瘤:鼻腔、鼻窦的实质性肿块,常见窦壁及邻近结构骨质破坏,不伴窦壁增生硬化,T_2WI 多呈等高信号,增强后肿瘤实质明显强化。②鼻咽癌:常见回吸涕血、耳闷、颈部肿块。鼻咽实质性肿块,侵犯鼻腔、鼻窦、颅底结构,T_2WI 呈稍高信号,增强后明显强化,多数伴咽后及双侧颈部肿大淋巴结。

第三节　鼻窦炎并发症

一、鼻窦炎眶内并发症

【简介】

鼻窦与眼眶关系极为密切,与眼眶的顶壁、内侧壁、底壁、眶上裂及视神经管以薄骨板相隔,且有直接相通的血管、神经孔道;鼻窦的静脉引流至眼眶,因此鼻窦炎易引起眶内并发症,以额窦炎引起者最多。感染发展方式以鼻窦的炎症侵及骨壁、再累及眶内结构为主,也可是炎症累及静脉,引起血栓性静脉炎,使感染侵入眶内。根据病变发展阶段、累及范围分为眶隔前蜂窝组织炎、眶壁炎症(骨炎、骨膜炎、骨膜下脓肿)、眶内蜂窝组织炎、眼眶脓肿、眼静脉和海绵窦血栓形成,以眶骨膜下脓肿最常见,眶内蜂窝组织炎最凶险。临床表现为不同程度眼睑及结膜红肿、眼眶疼痛、眼球突出及运动障碍,部分患者视力下降,部分伴有发热、畏寒、头痛等全身中毒症状,以及鼻塞、流脓涕等鼻部症状,多发生于小儿。

【病理基础】

1. 大体检查　大量脓液聚集在眶骨膜下形成眶骨膜下脓肿,大量炎性细胞弥漫性浸润眼眶疏松结缔组织,形成眶内蜂窝组织炎。

2. 镜下表现　眼眶组织急慢性炎症,大量中性粒细胞、淋巴细胞、浆细胞浸润,并见大量炎性渗出和坏死,以及脓液聚集。

【影像学表现】

1. X 线表现　诊断价值有限。眼眶正位片可见眼眶透光度减低,偶尔眶内脓肿呈现气体透光影,邻近鼻窦透光度减低,骨壁稍模糊;侧位片显示软组织突出于眶外,眼睑肿胀增厚。

2. CT 表现　①眶隔前蜂窝组织炎:眼睑肿胀增厚,眼表软组织增厚,密度低。②眶壁炎症:骨炎、骨膜炎不易显示;骨膜下脓肿可见肌锥外间隙类圆形、梭形低密度团块,密度较均匀,与邻近眶壁宽基底相连,不跨越骨缝,边缘清晰或稍模糊,增强后周边厚壁强化,内壁光整。③眶内蜂窝组织炎:通常伴有眶隔前蜂窝组织炎及眶壁炎症,肌锥内外脂肪间隙密度增高,见多发斑片状、条索状稍高密度影。④眼眶脓肿:眶内蜂窝组织炎进一步发展,组织坏死,脓液聚集形成脓腔,表现为肌锥内、外间隙软组织灶,密度不均匀,内见稍低密度,增强后周边厚壁强化,内壁光整,脓液无强化。⑤眼静脉和海绵窦血栓:部分显示,表现为眼静脉、海绵窦增宽。

3. **MRI 表现** ①眶隔前蜂窝组织炎：眼睑肿胀增厚，T_2WI 信号增高。②眶壁炎症：骨炎、骨膜炎显示相应眶壁 T_2WI 信号增高，增强后骨膜线状强化；骨膜下脓肿可见肌锥外间隙类圆形、梭形 T_1WI 低信号，T_2WI 高信号，弥散受限，周边显著均匀强化，与邻近眶壁宽基底相连。③眶内蜂窝组织炎：病灶范围多较弥漫，肌锥内、外脂肪间隙片絮状 T_1WI 低信号，T_1WI 高信号渗出，边缘模糊，有强化，可累及眼球、视神经、球壁增厚、强化，视神经增粗、边缘模糊，T_2WI 信号增高，弥散受限，鞘膜强化。④眼眶脓肿：肌锥内、外间隙软组织灶，可呈团块状，呈 T_1WI 等信号或稍低信号，T_2WI 高信号，弥散受限，增强扫描脓肿壁较厚、明显强化，内壁光整。⑤眼静脉和海绵窦血栓：可表现为海绵窦、眶上静脉增宽，增强后海绵窦明显强化。CT、MRI 同时显示邻近鼻窦炎。

【典型病例】

病例 1　患者，女，79 岁，右眼红肿 2 个月，伴右侧鼻塞，回吸涕中带血。诊断为右侧上颌窦炎侵犯眼眶，MRI 表现见图 6-3-1。

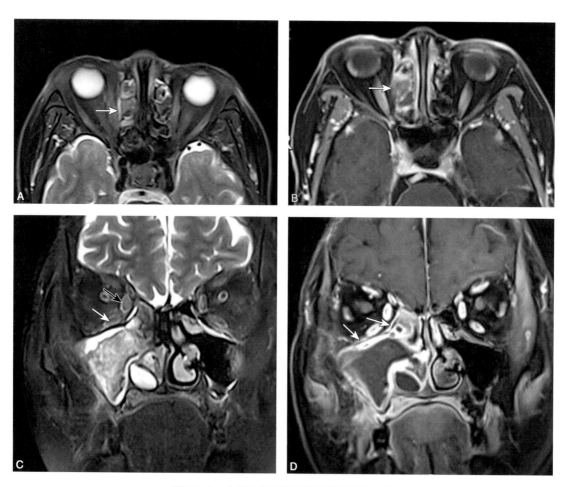

图 6-3-1　右侧上颌窦炎侵犯眼眶 MRI 表现

A. 右侧眼内直肌肿胀增厚，T_2WI 信号略高，边缘模糊，内侧壁少许高信号灶（箭）；B. 眶内侧壁强化，边缘模糊（箭）；C. 冠状位脂肪抑制 T_2WI，内直肌（黑箭）、下直肌（白箭）稍肿大，周围脂肪间隙模糊，眶内侧壁少许积液；D. 冠状位脂肪抑制增强 T_1WI，眶内下壁、底壁骨膜增厚、强化（箭示增厚、强化的骨膜），内侧壁骨膜下少许积脓。右侧筛窦、上颌窦炎症。术后病理为右侧上颌窦霉菌性炎症。

　　病例2　患儿,男,14岁,头痛5天,右侧眼眶肿胀伴发热4天,右侧眼球活动受限,视力可,球结膜下轻度淤血。诊断为鼻窦炎伴眼眶脓肿,见图6-3-2。

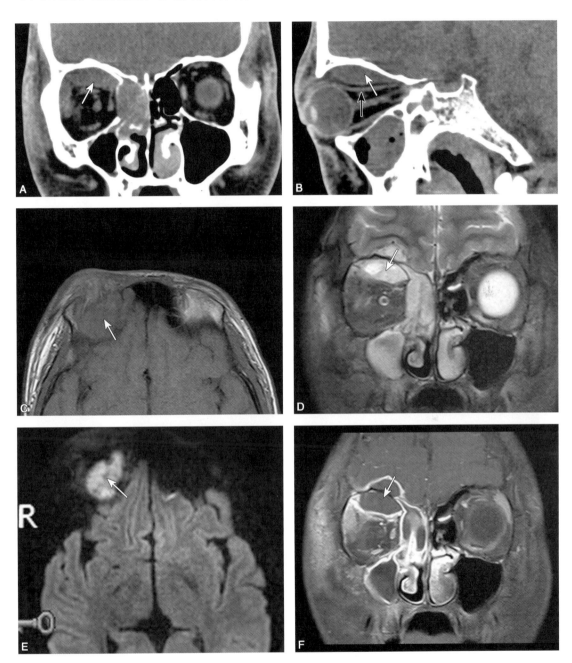

图 6-3-2　鼻窦炎伴眼眶脓肿 CT 和 MRI 表现

A.眼眶冠状位 CT 重建,右眶顶壁低密度灶(箭),宽基底连于眶顶壁;B.眼眶斜矢状位 CT 重建,右眶顶壁梭形低密度团块(白箭),上直肌(黑箭)稍受压;C.T_1WI 病灶呈稍低信号(箭);D.眼眶冠状位脂肪抑制 T_2WI,眶顶壁梭形高信号团块,宽基底连于顶壁,并累及前颅底(箭),右侧筛窦、上颌窦大量积液;E.DWI 示病灶弥散受限(箭);F.冠状位脂肪抑制增强 T_1WI,脓肿边缘环形强化(箭),眶顶壁、内侧壁骨膜增厚、强化。

　　病例3　患者,男,52岁,左侧眼睑肿胀伴破溃1周,左侧眼眶压痛,眶区饱满,上下眼睑高度肿胀,上睑可见破溃口,伴脓液流出。诊断为鼻窦炎伴眼眶脓肿及视神经侵犯,MRI表现见图6-3-3。

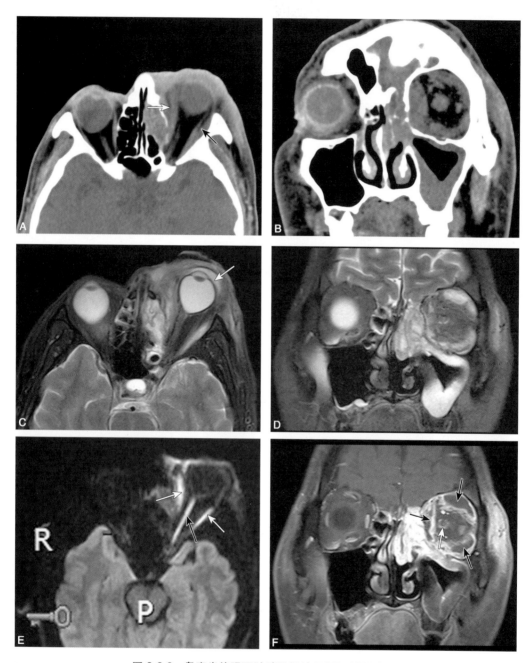

图6-3-3　鼻窦炎伴眼眶脓肿及视神经侵犯MRI表现
A.左侧眼睑及眶周弥漫性软组织肿胀增厚,眶内侧壁(白箭)、外侧壁肌锥外(黑箭)软组织灶;B.眼眶冠状位重建,眼眶肌锥外间隙弥漫性软组织增厚,左侧额窦、筛窦、上颌窦炎症;C.轴位脂肪抑制T_2WI,左侧眼睑及眶周弥漫性软组织肿胀增厚,眼表结膜囊积液(白箭),眼球变形、前突,眼眶内侧壁、外侧壁肌锥外间隙T_2WI高信号积脓;D.冠状位脂肪抑制T_2WI,眼眶肌锥外间隙弥漫性高信号积脓,肌锥内间隙少许条絮状高信号渗出;E.DWI示眶内侧壁、外侧壁肌锥外病灶弥散受限(白箭),视神经增粗,弥散受限(黑箭),视神经炎表现;F.冠状位脂肪抑制增强,眼眶顶壁、内侧壁、底壁弥漫性不均匀强化,眶骨膜下积脓无强化(黑箭),视神经鞘膜强化(白箭)。

【诊断思路及鉴别诊断】

鼻窦炎眶内并发症小儿多见,临床起病急,眼睑红肿、眼球突出、疼痛,部分伴有全身感染症状,可见鼻塞、脓涕等鼻部症状。CT、MR平扫显示眼睑肿胀增厚,病灶较弥漫,边缘模糊,可累及多个眼眶结构、间隙,眶壁与鼻窦相邻处病灶较多,CT及MRI增强后病灶弥漫不均匀强化,多可见周围强化、内部无强化的脓腔,DWI可进一步明确脓肿形成及视神经炎。

鼻窦炎眶内并发症需与以下疾病相鉴别。①炎性假瘤:CT、MRI显示眶内一个或多个结构异常,包括眼睑增厚,泪腺弥漫性增大,眼外肌增粗,球结膜囊增厚、边缘模糊,视神经增粗,甚至眶内弥漫性软组织密度灶,但眶壁骨质无异常,无骨膜下脓肿,可资鉴别。②淋巴组织增生性病变:患者多为40岁以上,无明显疼痛,眼眶可见形态不规则肿块,常包绕眼球铸型生长,并可累及眶内多个结构,DWI弥散受限。③眶骨膜下血肿:常有眼外伤史,顶壁多见,边界清楚,新鲜血肿CT呈高密度,慢性血肿CT可呈等密度或低密度,增强后边缘强化,MRI信号因出血时间的变化而变化。

二、鼻窦炎颅内并发症

【简介】

鼻窦炎颅内并发症(intracranial complications of sinusitis)并不常见,鼻源性脑脓肿(nasogenic brain abscess)为最严重的类型,多继发于慢性鼻窦炎急性发作期,以额叶受累多见。额窦炎是最常见的感染源,其感染途径主要有2条:①通过交通静脉入颅;②通过窦壁直接入颅。患者既往有鼻窦炎病史,临床症状可出现发热、头痛、惊厥、呕吐和局部神经体征等;脑脊液检查蛋白和白细胞升高、葡萄糖降低。

【病理基础】

1. **大体检查**　脑内有一坏死性囊腔形成,内部为浓稠液体,周围脑组织压迫萎缩(图6-3-4)。

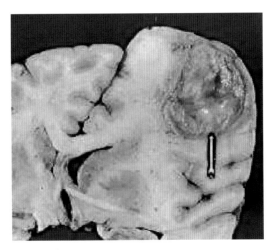

图6-3-4　脑脓肿大体表现

脑内有一坏死性囊腔形成,内容物已流失,仅剩少许脓膜,周围脑组织压迫萎缩。

2. **镜下表现**　鼻源性脑脓肿一般分为3期:①局限性脑膜脑炎期,脑组织充血、水肿,炎性细胞浸润;②化脓期,部分脑组织液化、坏死,液化区融合,形成脓肿;③包膜形成期,发病3～

4周后,由肉芽组织、纤维结缔组织及神经胶质细胞形成包膜。见图6-3-5。

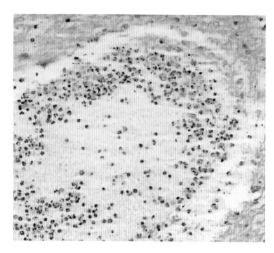

图6-3-5　脑脓肿镜下病理表现

脓肿内容物已流失,内壁为炎性细胞浸润,包膜为纤维结缔组织,脓肿周围为正常脑组织(SP,×100)。

【影像学表现】

鼻源性脑脓肿以额叶多见,其次为颞叶。

1. X线平片　头颅平片多不能确诊脑脓肿。可有颅内压增高的征象,如颅缝增宽、颅骨吸收变薄等。致病菌为产气杆菌时,可于颅内见到气体。慢性脑脓肿的脓肿壁可发生钙化,但少见,钙化灶无特征性。鼻源性脑脓肿可见鼻窦炎的征象,华-柯氏位X线平片显示窦腔密度增高,有时可见液平面及邻近窦壁骨质增生硬化。

2. CT表现　局限性脑膜脑炎期表现为边界不清、形态不规则的低密度区,并见斑点状或脑回状强化。化脓期表现为不规则低密度区,并见轻度环状强化,周围脑组织水肿明显,可引起中线移位。包膜形成期表现为中心低密度的团块影,并见完整、较均匀的环形强化包膜。

3. MRI表现　局限性脑膜脑炎期表现为脑膜增厚、强化。化脓期和包膜形成期表现为脑实质内异常信号灶,T_1WI呈低信号、T_2WI呈高信号,DWI呈高信号,脓肿壁T_1WI呈等信号、T_2WI呈相对低信号,增强扫描脓肿壁呈环形强化,薄厚较均匀,无壁结节,脓腔及周围脑水肿不强化,邻近脑膜增厚、强化。

【典型病例】

病例4　患者,男,23岁,头痛、发热伴脓涕5天,有右侧鼻窦炎手术史。诊断为鼻源性脑脓肿,MRI表现见图6-3-6。

【诊断思路及鉴别诊断】

鼻窦炎颅内并发症患者既往有慢性鼻窦炎病史,伴发热、颅内压增高症状,影像学发现脑实质内团块状或肿块样病灶,应考虑鼻源性脑脓肿的可能性。CT图像特点:病灶呈中心低密度的团块影,环形强化,并可见周围脑水肿。MRI图像特点:脓肿内部呈T_1WI低信号、T_2WI高信号,弥散受限,脓肿壁呈环形强化,薄厚较均匀,无壁结节,邻近脑膜增厚、强化。

鼻窦炎颅内并发症需与以下疾病相鉴别。①胶质瘤:病灶多呈分叶状,密度/信号不均匀,可见实性成分,增强扫描呈不规则结节状或花环状强化,并随肿瘤恶性程度增高而更明显。②转移瘤:有原发肿瘤病史,病灶多位于脑灰白质交界区,囊壁薄厚不一、内壁欠光整,增强扫

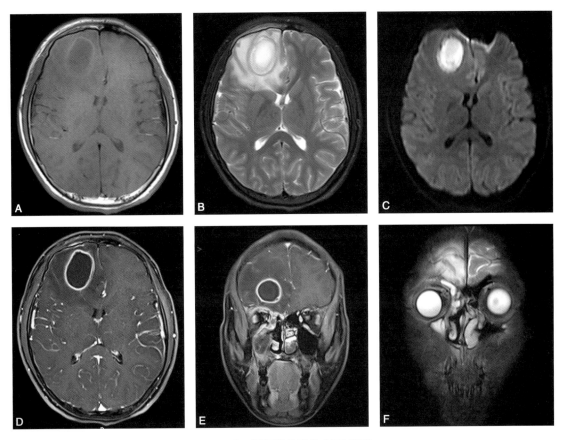

图 6-3-6 鼻源性脑脓肿 MRI 表现

轴位 MR 平扫示右侧额叶类圆形异常信号灶,T_1WI 呈低信号、T_2WI 呈高信号,周壁 T_1WI 呈相对等信号、T_2WI 呈相对低信号,病灶周边可见大片 T_2WI 高信号脑水肿带(A、B);病灶弥散受限,DWI 呈高信号(C);轴位及冠状位 T_1WI 增强示病灶环形强化,内部无强化,周边水肿带无强化,伴右前颅底脑膜增厚、强化(D、E);冠状位 T_2WI 示右侧额窦、筛窦及上颌窦炎症,呈高信号(F)。

描呈不规则结节状或环形强化。③脑囊虫:患者多来自疫区,脑实质内散在多发、大小不一囊性灶,囊内可见壁结节,病灶周围轻度水肿或无水肿。脑脊液及血囊虫凝集试验阳性。

第四节 鼻腔和鼻窦囊肿

一、鼻前庭囊肿

【简介】

鼻前庭囊肿(nasal vestibular cyst)是发生于鼻翼根部、梨状孔前外方和上颌牙槽突表面软组织内的囊性肿块。一般认为其起源于上颌突、内侧鼻突、外侧鼻突之间的迷走上皮,属于面裂囊肿,也有学者认为是黏液腺导管阻塞、黏液潴留引起的潴留囊肿,或鼻泪管发育异常导致囊肿的形成。本病女性多见,好发年龄为 40~50 岁,单侧多见,双侧时有发生。肿块生长缓慢,早期可以无明显症状,有时患者接受鼻部 CT 或 MR 检查时无意中发现,随着肿块增大,可以表现为鼻前庭区、鼻翼根部或梨状孔缘前外方隆起、饱满,或扪及突起的肿块,肿块边界较清楚,如果合并感染,可出现鼻面部红、肿、热、痛等表现,肿物增大,边界触摸不清楚,肿块一般质韧,也可质硬,当合并感染或形成脓腔时,肿块质地变软或有波动感。

【病理基础】

1. **大体检查**　肿块呈结节状,表面光整,有完整包膜;肿块内以囊性成分为主,囊液一般较透明或半透明,多为纯黏液状、血清状或血清黏液状,呈黄色、棕黄色或琥珀色。

2. **镜下表现**　由结缔组织构成囊壁,内含弹性纤维和网状血管,囊肿内壁被覆纤毛柱状上皮细胞或立方上皮细胞,表皮内含有丰富的杯状细胞,如果囊壁受到囊肿较大的压力时,囊壁细胞将转变为不同类型的上皮,伴发感染时囊壁会有炎性细胞浸润,囊内容物为黄色或棕色黏液性或浆液性液体。

【影像学表现】

鼻前庭囊肿位于鼻前庭底部、鼻翼根脚软组织内,后缘紧贴上颌骨上齿槽突表面,肿块呈类圆形,形态规则,边界清楚,多数发生于一侧,少数可以两侧同时发生。

1. **CT 表现**　CT 平扫肿块多数呈等密度,密度均匀,如果囊肿内液体较浓稠或蛋白含量较高时,可呈较高密度,增强扫描肿块内部无强化,包膜可以强化;鼻前庭囊肿合并感染时密度变得不均匀,囊壁增厚,增强扫描囊壁不均匀强化,肿块边界模糊不清或看不到明确的边界,可同时伴有周围面颊部软组织肿胀增厚,皮下脂肪间隙密度增高,偶尔伴发蜂窝组织炎时还可出现积气。囊肿较小时上齿槽突表面骨质保持完好,肿块逐渐增大向后方压迫时,上齿槽突表面骨质吸收,形成弧形凹陷压迹,骨皮质也可以表现为硬化,无侵蚀性破坏表现。

2. **MRI 表现**　平扫:T_1WI 呈等信号,T_2WI 呈高信号,信号均匀;如果囊肿内蛋白含量较高,T_1WI 可呈高信号,T_2WI 可呈等或偏低信号;增强扫描肿块内部无强化,周边包膜强化,边界清楚,弥散加权成像上囊肿通常不受限。合并感染后囊肿信号不均匀,T_2WI 呈等高混杂信号,增强后不均匀强化,边界模糊不清。

【典型病例】

病例 1　患者,女,57 岁,发现左侧鼻前庭区隆起 20 天。诊断为鼻前庭囊肿,CT 表现见图 6-4-1。

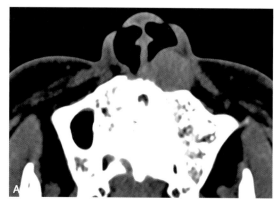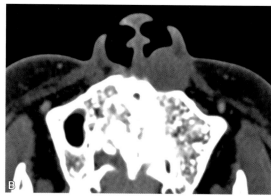

图 6-4-1　病例 1,鼻前庭囊肿 CT 表现

平扫轴位(A)示左侧鼻前庭区类圆形软组织结节影,呈等低密度,边界清楚;增强轴位(B)示肿块无明显强化,左上颌骨齿槽突前壁轻度受压凹陷。

病例 2　患者,女,33 岁,鼻塞 2 年,双侧鼻前庭区饱满。诊断为鼻前庭囊肿,CT 表现见图 6-4-2。

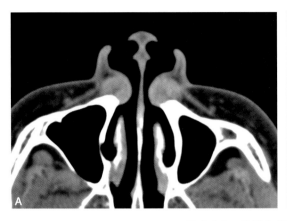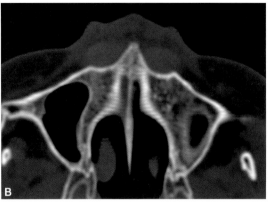

图 6-4-2　病例 2,鼻前庭囊肿 CT 表现

平扫轴位(A)示双侧鼻前庭区类圆形软组织结节影,呈等密度,边界清楚;平扫骨窗(B)示双侧上颌骨齿槽突前壁轻度受压改变,骨皮质仍保持完整。

　　病例 3　患者,男,61 岁,右侧面部肿 2 周,右侧面部压痛明显。诊断为鼻前庭囊肿,CT 表现见图 6-4-3。

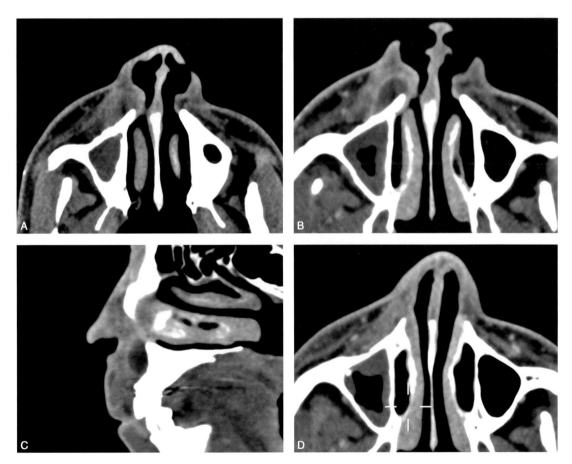

图 6-4-3　病例 3,鼻前庭囊肿 CT 表现

平扫轴位(A)示右侧鼻前庭区软组织结节,密度欠均匀,以低密度为主,边界模糊不清;增强轴位及矢状位(B~D)示结节内部呈低密度,包膜增厚呈环形强化,结节周围软组织弥漫性肿胀增厚,右侧面颊部皮下软组织肿胀增厚,呈不均匀强化。

病例4 患者,男,50岁,右侧鼻前庭外侧隆起7年余。诊断为鼻前庭囊肿,CT表现见图6-4-4。

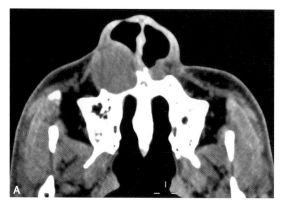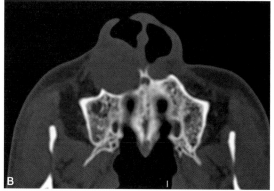

图6-4-4 病例4,鼻前庭囊肿CT表现

平扫轴位(A)示右侧鼻前庭区类圆形膨大性软组织结节影,密度均匀,边界清楚;平扫骨窗(B)示左侧上颌骨上齿槽突压迫性吸收,骨皮质不完整。

病例5 患者,女,59岁,双侧鼻塞、出血半年。诊断为鼻前庭囊肿,MRI表现见图6-4-5。

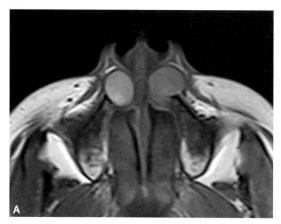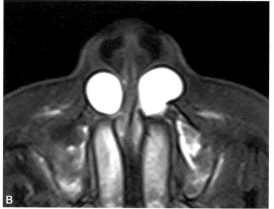

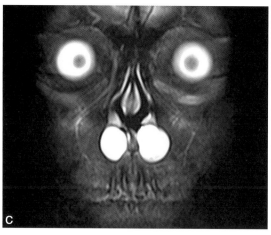

图6-4-5 病例5,鼻前庭囊肿MRI表现

双侧鼻前庭类圆形异常信号;T_1WI平扫(A)示右侧病灶呈稍高信号,左侧病灶呈等信号;T_2WI平扫(B、C)示双侧病灶均呈明显高信号,信号均匀,边界清晰。

病例6　患者,女,67岁,左侧鼻部肿胀数年。诊断为鼻前庭囊肿,MRI 表现见图6-4-6。

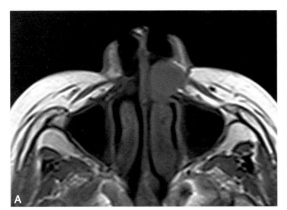
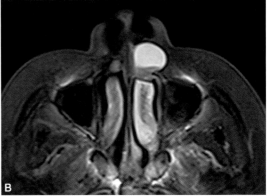
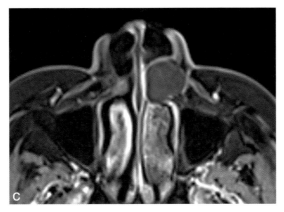

图6-4-6　病例6,鼻前庭囊肿 MRI 表现

左侧鼻前庭类圆形异常信号;平扫 $T_1WI(A)$ 呈等信号;$T_2WI(B)$ 呈明显高信号,病灶底部见等信号液平面,病灶边界清晰;增强扫描(C)病灶内部呈低信号,周围包膜环形强化。

【诊断思路及鉴别诊断】

与影像有关的鼻前庭囊肿的临床特点包括:发生位置恒定,即位于上颌突、内侧鼻突、外侧鼻突之间,在此位置出现类圆形软组织结节首先要考虑本病。CT 图像特点:密度均匀,边界清楚;增强后肿块内部无强化,薄层包膜呈轻度或中等强化;上颌骨牙槽突前壁受压轻度凹陷,骨壁以硬化或骨皮质吸收为主要表现。MRI 图像特点:T_1WI 呈等信号、T_2WI 呈高信号,信号均匀;增强扫描肿块内部无强化,薄层包膜呈中等强化;肿块内弥散不受限,DWI 呈低信号,ADC值较高。

鼻前庭囊肿需要与上齿槽骨牙源性囊肿相鉴别。鼻前庭囊肿位于上齿槽突前方,上齿槽突骨质受压凹陷,轻度骨质吸收,无明显破坏腔。上齿槽骨牙源性囊肿的骨破坏腔位于齿槽骨内,包含牙齿或部分牙根。

二、鼻窦黏膜下囊肿

【简介】

鼻窦黏膜下囊肿(submucosal cyst of paranasal sinus)包括浆液性囊肿(serous cyst)和

黏液腺囊肿(mucous gland cyst),是鼻科最常见的良性肿块。浆液性囊肿因浆液潴留于黏膜下层结缔组织,逐渐膨大形成团块状,黏液腺囊肿因鼻窦慢性炎症或变态反应引起腺管口堵塞,黏液在腺腔内积聚,腺腔扩大形成囊肿。黏膜下囊肿最多见于上颌窦,其次是筛窦和蝶窦,囊肿较小时无明显症状,常因鼻塞、流涕等其他症状行影像学检查时发现,囊肿增大后可压迫窦壁。上颌窦囊肿可出现面颊部饱满、牙痛,筛窦囊肿可引起眼眶症状,蝶窦囊肿可引起头胀、头晕等症状。浆液性囊肿的囊液积聚到一定程度时会自行破裂,排出囊液,囊肿变小或消失,破裂时可以出现同侧鼻腔流清水,其中一部分患者囊肿内囊液会重新聚集,引起复发。

【病理基础】

1. 大体检查　肿块呈结节状,表面光整,有完整包膜;肿块内为囊液,浆液腺囊肿内为稀薄的淡黄色或金黄色液体,抽出后容易凝固;黏液腺囊肿内为腺体分泌物,较浓稠,抽出后不易凝固。

2. 镜下表现　浆液性囊肿位于黏膜下层结缔组织内,无囊壁上皮,囊肿内含有从毛细血管渗出的浆液成分,属于血浆,不含胆固醇结晶。黏液腺囊肿腺腔内的囊液为分泌物,含有胆固醇结晶。

【影像学表现】

最常见于上颌窦,其次是筛窦和蝶窦,可以单个窦腔单发,或单个窦腔多发,也可以同时发生于多个窦腔,以上颌窦底壁最常见,其次是侧壁,顶壁相对少见,肿块多呈类圆形,也可呈半月形、椭圆形,少数呈浅分叶状,肿块以宽基底紧贴邻近骨壁,边界清楚,可以同时伴有黏膜增厚或炎症。

1. X线表现　肿块内部主要是含水为主的液体成分,X线平片上常见上颌窦透光度减低,窦腔内见半圆形软组织密度影,表面光整,基底常位于底壁,窦腔未见明显扩大或骨质吸收破坏。

2. CT表现　CT平扫呈等或低密度,密度均匀,少数肿块内伴有出血、感染或含有蛋白成分,可出现高密度灶,密度不均匀;增强扫描肿块内部无强化,其包膜呈薄壁状强化,当囊肿伴发感染后,增强扫描可见囊壁增厚,边界欠清晰;上颌窦囊肿一般不引起骨质改变,偶尔较大囊肿可压迫邻近骨壁,引起窦腔、上颌窦开口等扩大,骨壁可呈压迫性吸收,无侵蚀性骨质吸收破坏表现。

3. MRI表现　平扫:典型的黏膜下囊肿 T_1WI 呈等或稍低信号, T_2WI 呈高信号,信号均匀,少数囊肿伴出血、感染或蛋白含量较高时, T_2WI 可呈等或偏低信号;增强扫描:肿块内部无强化,薄层包膜环形强化,边界清楚。合并感染后,增强扫描可见囊肿包膜增厚,边缘欠光整。DWI囊肿一般呈低信号,ADC值较高,常大于 $2\,000×10^{-6}\,mm^2/s$,提示肿块内部水分子扩散运动不受限。

【典型病例】

病例7　患者,女,43岁,双侧鼻塞,稍感右侧面部饱满。诊断为右侧上颌窦黏膜下囊肿,CT表现见图6-4-7。

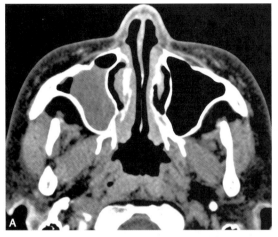
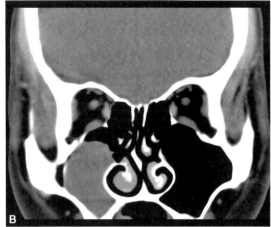
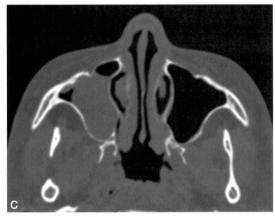

图 6-4-7　右侧上颌窦黏膜下囊肿 CT 表现
平扫轴位(A)示右侧上颌窦内低密度软组织结节影,密度均匀,边界清楚;平扫冠状位(B)示软组织结节占据大部分窦腔,基底位于上颌窦底部;平扫骨窗(C)示右上颌窦骨壁完整,未见明显吸收破坏。

　　病例 8　患者,男,49 岁,鼻咽口咽淋巴瘤化疗后。诊断为左侧蝶窦黏膜下囊肿,CT 表现见图 6-4-8。

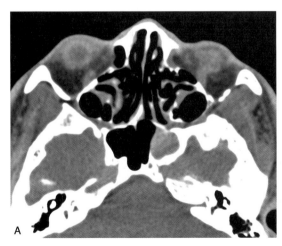
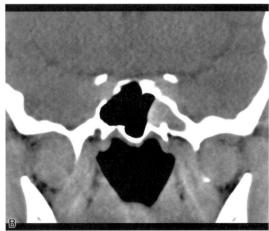

图 6-4-8　左侧蝶窦黏膜下囊肿 CT 表现
平扫轴位(A)示左侧蝶窦内等密度软组织小结节影,密度均匀,边界清楚,窦壁骨质硬化增厚;平扫冠状位(B)示左蝶窦内结节。

病例9 患者,男,42岁,双侧鼻塞,流涕。诊断为双侧上颌窦黏膜下囊肿,MRI表现见图6-4-9。

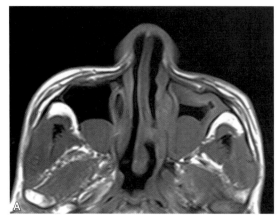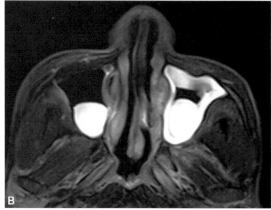

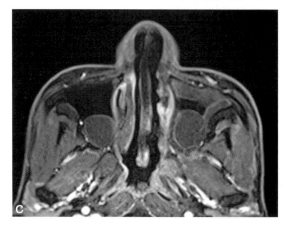

图6-4-9 双侧上颌窦黏膜下囊肿 MRI 表现

双侧上颌窦内类圆形异常信号,平扫 T_1WI(A)示病灶呈等信号,T_2WI(B)呈高信号,信号均匀,左上颌窦黏膜增厚,增强扫描(C)病灶内部呈低信号,边缘环形强化。

病例10 患者,女,39岁,右侧鼻塞、流脓涕。诊断为左侧上颌窦黏膜下囊肿、右上颌窦炎症,X线平片见图6-4-10。

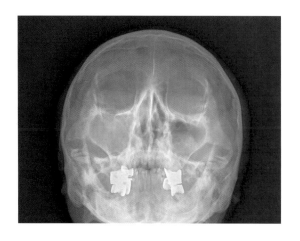

图6-4-10 左侧上颌窦黏膜下囊肿、右上颌窦炎症 X 线平片

左上颌窦内软组织团块影,表面光整,窦腔未见明显扩大或骨质吸收破坏,另见右侧上颌窦透光减低。

病例 11　患者,男,45 岁,右侧鼻塞,发现右侧鼻腔新生物。诊断为右侧上颌窦黏膜下囊肿,CT 表现见图 6-4-11。

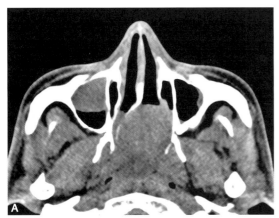
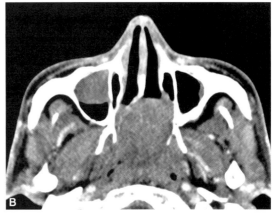

图 6-4-11　右侧上颌窦黏膜下囊肿 CT 表现

平扫轴位(A)示右侧上颌窦内低密度软组织结节,密度均匀,边界清楚;增强轴位(B)示右上颌窦内结节未见强化,另见左侧后鼻腔-鼻咽腔巨大软组织团块。

病例 12　患者,男,69 岁,左侧鼻塞,既往有左侧鼻流清水。诊断为左侧上颌窦黏膜下囊肿,MRI 表现见图 6-4-12。

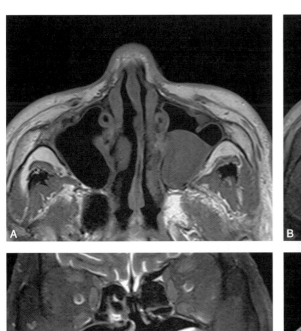
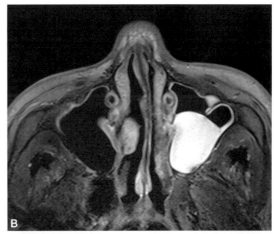
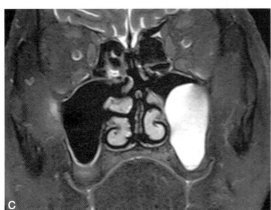
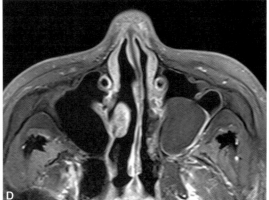

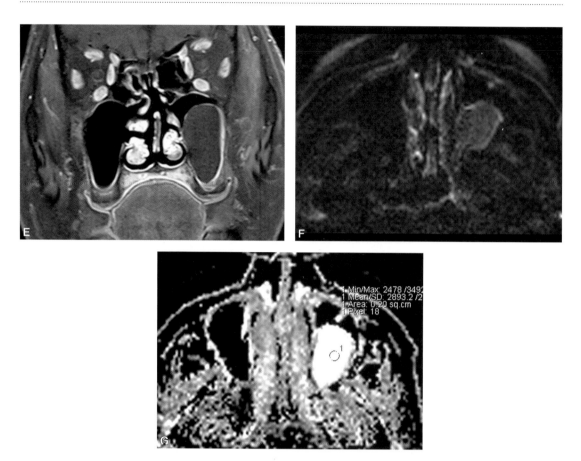

图 6-4-12 左侧上颌窦黏膜下囊肿 MRI 表现

左侧上颌窦内类圆形异常信号，平扫 T_1WI 轴位（A）示病灶呈稍低信号，T_2WI 轴位及冠状位（B、C）示病灶呈明显高信号，信号均匀；轴位及冠状位增强扫描（D、E）示病灶内部呈低信号，边缘包膜线状强化；DWI（F）示病灶呈低信号，ADC 值（G）为 $2893×10^{-6}mm^2/s$。

病例 13 患者，男，49 岁，鼻咽癌放疗后复查，无明显症状，鼻咽部光整。诊断为右侧蝶窦黏膜下囊肿，MRI 表现见图 6-4-13。

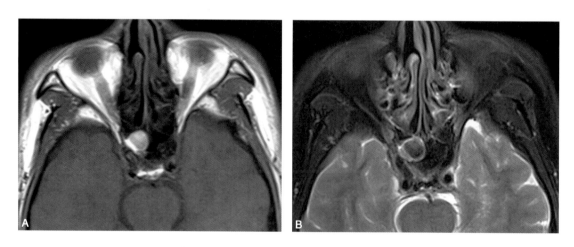

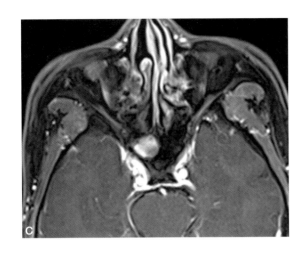

图 6-4-13　右侧蝶窦黏膜下囊肿 MRI 表现

右侧蝶窦内类圆形小结节状异常信号,平扫 T_1WI 轴位(A)示病灶呈高信号,边界清楚,T_2WI 轴位(B)示病灶内部呈低信号,边缘稍高信号包膜;增强扫描(C)病灶仍呈高信号,未见明显强化。

【诊断思路及鉴别诊断】

与影像学表现有关的黏膜下囊肿病理特点包括:①浆液性囊肿位于黏膜下层结缔组织内,无囊壁上皮,囊肿内含浆液成分;②黏液腺囊肿腺腔内的囊液为分泌物,含有胆固醇结晶。CT图像特点:类圆形,以宽基底与窦壁相邻,密度均匀,边界清楚;增强后包膜呈薄壁样强化;骨壁一般无明显吸收破坏。MRI图像特点:典型的团块 T_1WI 呈等信号,T_2WI 呈高信号,信号均匀;增强后包膜呈薄壁样中等强化;病灶 DWI 呈低信号,ADC 值较高。

位于上颌窦的黏膜下囊肿需要与息肉相鉴别,一般息肉以顶壁更多见,其基底相对较窄,普通的息肉主要为水肿的软组织,而黏膜下囊肿含更多的自由水分子,所以典型的黏膜下囊肿的 ADC 值较息肉更高。

三、鼻窦黏液囊肿

【简介】

黏液囊肿(mucocole)是鼻窦囊肿中常见的一种,是由于各种原因造成鼻窦自然开口阻塞,鼻腔分泌物排出障碍,而导致窦腔的膨胀性改变。多发生于额窦,其次是筛窦,上颌窦少见,原发于蝶窦者罕见。黏液囊肿多继发于慢性鼻窦炎、鼻息肉、鼻窦内镜手术、外伤等,青年和中年人多见,多为单发,极少数多发。

囊肿增大比较缓慢,较小者数十年仍可局限在鼻窦腔内,但较大者可压迫窦壁致其变薄或消失。各个部位囊肿的临床表现不同,囊肿小和局限在鼻窦腔内时,患者可无任何不适,或可能有头痛。巨大者则突入颅内和眶内,并出现相应症状。若继发感染演变为囊脓肿,则症状更严重。

【病理基础】

1. **大体检查**　可见较薄囊壁,有时呈息肉样改变。囊液呈淡黄色、黄绿色或棕褐色,大多含胆固醇结晶,如有感染则可呈脓液状。

2. **镜下表现**　黏液囊肿内含有黏膜分泌物及脱落的上皮细胞,呈扁平形,黏膜下层可见炎症细胞浸润。

【影像学表现】

1. **X 线表现**　华-柯氏正位片显示窦腔透亮度减低,可见类圆形或分叶形密度增高影,呈膨胀性生长,窦壁骨质受压、变薄或吸收。

2. CT 表现　黏液囊肿很小时不易与鼻窦炎鉴别,多为低密度或等密度,少数由于黏液含量高,表现为较高密度,一般密度较均匀,极少数可有钙化或出血,增强扫描后囊壁可轻度强化,而囊肿无强化。囊肿所在窦腔膨胀、扩大、变形,骨壁可受压变薄或吸收破坏,但轮廓仍保持完整。继发感染演变为囊脓肿,囊壁强化。黏液囊肿可压迫邻近结构。

3. MRI 表现　可见窦腔内类圆形或分叶状膨胀性肿块,边缘较清楚,一般 T_1WI 为低或等信号,少见高信号(黏液蛋白),T_2WI 呈与水相近的高信号,增强扫描囊肿壁线样强化,内容物不强化。若继发感染形成囊脓肿,因含有较多的脓液,T_1WI 可呈高或等信号,T_2WI 仍呈高信号,增强扫描脓肿壁强化。

【典型病例】

病例 14　患者,男,22 岁,头痛 10 余天。诊断为左侧额窦黏液囊肿,CT 和 MRI 表现见图6-4-14。

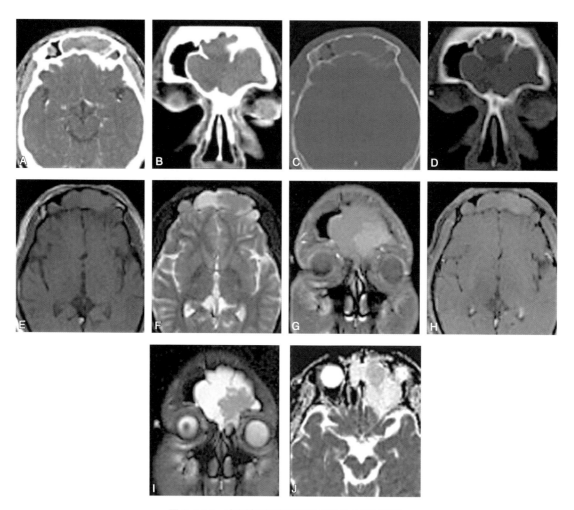

图 6-4-14　左侧额窦黏液囊肿 CT 和 MRI 表现

CT 呈软组织密度影(A),额窦膨大,骨壁受压膨隆变形,稍突入眼眶内上方肌锥外(B),骨窗可见相应的骨质轻度压迫性吸收破坏(C、D);MRI 中 T_1WI 呈等稍高混杂信号(E),T_2WI 分别呈等高信号(F、G),增强扫描未见强化(H),DWI 提示弥散不受限(I),ADC 值为 $1.7×10^{-3}mm^2/s$(J)。

病例15　患者,女,72岁,双侧鼻塞伴头痛数月。诊断为左侧前组筛窦囊肿,伴双侧鼻息肉及双侧多发慢性鼻窦炎,CT和MRI表现见图6-4-15。

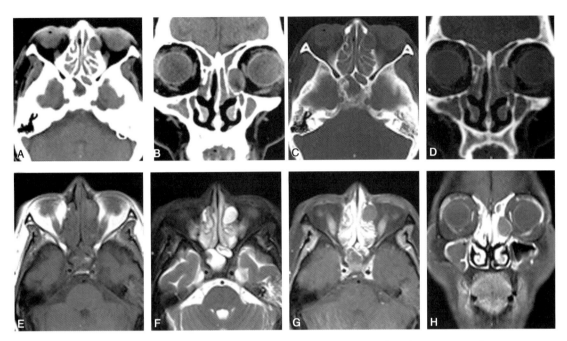

图6-4-15　左侧前组筛窦囊肿,伴双侧鼻息肉及双侧多发慢性鼻窦炎CT和MRI表现

CT示左侧前组筛窦半圆形结节影,呈低密度,筛窦膨大,内外侧壁受压、膨隆、变形、轻度吸收,向内突入鼻腔,向外稍膨入眼眶内侧肌锥外(A～D);MRI中T_1WI呈等稍高信号(E),T_2WI呈高信号(F),信号均匀,增强扫描未见强化(G、H)。

【诊断思路及鉴别诊断】

鼻窦黏液囊肿多见于中青年患者,发生鼻窦单侧的病变,以额窦及筛窦多见,CT显示窦腔内低密度或等密度影,呈膨胀性生长,窦腔膨大,骨壁受压、变形、吸收或变薄,容易突入鼻腔、眼眶及颅内等。MR T_1WI呈低、等或高(含黏液蛋白)信号,T_2WI呈高信号,增强扫描囊肿壁线样强化,内容物不强化。

鼻窦黏液囊肿主要需与鼻窦黏膜下囊肿和肿瘤相鉴别,鼻窦黏膜下囊肿多见于上颌窦,窦腔无膨胀性改变,窦壁骨质无异常。鼻窦肿瘤增强后均呈不同程度强化,有助于两者鉴别。

第五节　鼻腔和鼻窦炎性病变的影像学诊断思路

1. 诊断思路

(1)病变定位:首先分析单侧还是双侧病变,单个鼻窦还是多个鼻窦病变;鼻腔是否有病变,单侧还是双侧病变;鼻中隔、鼻面部、鼻咽部等软组织是否有增厚,周围眼眶、翼腭窝、颞下窝及颅内结构是否有侵犯。慢性鼻窦炎、鼻息肉可以单侧,也可以双侧发生,慢性化脓性鼻窦炎常见于多个窦腔,病变较弥漫。真菌球多见于单侧、单个窦腔。变应性真菌性鼻窦炎,一般见于多个窦腔,可以双侧或单侧,常合并鼻息肉。侵袭性真菌性鼻窦炎,常侵犯鼻窦周围眼眶、翼腭窝、颅内。额窦和筛窦黏液囊肿,可突向眼眶、前颅底。

(2) 病变定性:根据病变的形态,密度/信号特点,窦壁骨质及邻近结构改变,结合患者的临床表现,综合分析而作出诊断。在病变形态上,鼻窦和鼻腔炎症一般较弥漫,形态不规则,无明显肿块影。鼻息肉和鼻窦囊肿呈光滑肿块;真菌球和出血坏死性息肉可表现为不规则组织肿块。

鼻窦炎和息肉在 CT 上多呈低密度,MR T_2WI 通常为高信号,增强后边缘或间隔强化。70%真菌球伴有钙化;变应性真菌性鼻窦炎窦腔内呈弥漫高密度出血影,边缘可见低密度黏膜,出血在 T_2WI 可呈极低或高信号,增强扫描仅黏膜强化。

慢性侵袭性真菌性鼻窦炎 T_2WI 也多为低信号。出血坏死性息肉 CT 平扫可见斑片状稍高密度出血,T_2WI 上边缘可见出血低信号或高信号环,增强扫描呈结节状、片絮状强化。骨质改变在定性诊断中也非常重要,包括骨质受压、变薄、侵蚀、破坏和硬化等表现。慢性鼻窦炎和真菌球,窦壁骨质常见增生硬化,真菌球往往窦壁骨质增生肥厚更显著。慢性侵袭性真菌性鼻窦炎窦壁骨质既有增生硬化,也有吸收破坏,同时侵犯周围结构,恶性肿瘤无明显骨质硬化,有助于二者的鉴别。

鼻窦黏液囊肿常见窦腔膨大,周围骨质压迫吸收。邻近结构改变在病变定性中也有重要价值,尤其要观察翼腭窝、颞下窝、海绵窦及眼眶等结构,侵犯这些结构通常为侵袭性炎症或恶性肿瘤。总之,在病变定性过程中,密度/信号、边缘及骨质改变尤为重要,形态及邻近结构改变可作为参考,综合判断病变性质。

(3) 重视患者临床表现:要特别注意患者有无鼻出血、鼻臭味、面部麻木、疼痛、头痛、视力下降情况及病变的生长速度。囊肿一般症状轻微。慢性鼻窦炎患者往往有长期鼻塞、流脓涕病史。出血坏死性息肉患者多有反复鼻出血病史。真菌球患者常有涕血、鼻臭味,蝶窦真菌球患者头痛明显。侵袭性真菌性鼻窦炎患者多见于糖尿病及免疫功能低下人群,病变侵犯颞下窝、海绵窦时,会引起剧烈头痛。对于眼眶、颅内感染患者,要注意观察鼻窦是否有病变,判断是否为鼻源性感染。

2. 鉴别诊断思路

鼻腔和鼻窦炎性病变的定位相对比较容易,主要判断病变是弥漫性多发病变还是肿块样病变。弥漫性病变多见于炎症。炎性肿块样病变,如真菌球、出血坏死性息肉,要和肿瘤进行鉴别。

囊肿、息肉因表现为边缘光整的结节或团块影,增强扫描无明显强化,一般诊断比较明确。

慢性化脓性鼻窦炎要与真菌球相鉴别,前者窦腔内一般无钙化灶,窦壁黏膜下可以钙化,T_2WI 多呈高信号,真菌球在窦腔内常见较多钙化,T_2WI 多呈极低信号。当少数真菌球无钙化时,要与出血坏死性息肉和内翻性乳头状瘤相鉴别,真菌球 T_2WI 呈弥漫低信号,出血坏死性息肉 T_2WI 呈不均匀高低混杂信号,边缘多见低信号环,内翻性乳头状瘤 T_2WI 呈不均匀偏高信号;增强扫描真菌球无强化,出血坏死性息肉呈结节状、斑片状强化,内翻性乳头状瘤呈特征性"脑回样"强化。侵袭性真菌性鼻窦炎常侵犯周围翼腭窝、颞下窝、眼眶、颅内结构,应与鼻腔、鼻窦的恶性肿瘤进行鉴别。侵袭性真菌性鼻窦炎,既有窦壁骨质增生硬化,也有吸收破坏,病变在 T_2WI 多呈低信号,恶性肿瘤以窦壁骨质破坏为主,一般不伴有窦壁骨质增生硬化,T_2WI 多呈等高信号。DWI 在病变的鉴别中也具有重要价值,如鼻中隔脓肿、眶骨膜下脓肿和脑脓肿弥散受限,DWI 呈明显高信号,DWI 有助于定性诊断。

总之,在鼻腔鼻窦炎性病变的鉴别诊断中,要掌握常见病变的典型影像学特征,再结合患者的临床病史和表现,综合分析判断。

报告书写规范要点

1. **鼻窦弥漫炎性病变**　双/右/左侧鼻窦(额窦/筛窦/上颌窦/蝶窦)透亮度减低,内见低/等/高密度软组织灶。注意密度(均匀/不均匀)、钙化(有/无)或高密度出血影、钙化形态、窦腔形态(正常/膨大)、窦壁骨质(正常/吸收破坏/增生硬化)、增强扫描无强化(或黏膜强化)及强化程度的描述。T_2WI、T_1WI、DWI 图像信号描述包括增强表现、强化程度、有无周围结构甚至颅内侵犯。双/右/左侧鼻腔通畅,或见软组织灶,注意软组织密度、信号的描述,以及增强扫描强化程度。鼻中隔有无偏曲和偏曲方向,鼻中隔有无增厚,密度/信号有无异常。鼻甲有无气化,气化气房有无透光度减低情况。注意鼻咽软组织有无增厚或肿块影,咽隐窝形态(正常/变窄/消失),鼻咽密度/信号有无异常。

2. **鼻腔和鼻窦炎性占位性病变(囊肿、真菌球、出血坏死性息肉、后鼻孔息肉等)**　双侧鼻腔和鼻窦(额窦/筛窦/上颌窦/蝶窦)软组织肿块,注意肿块形态、边界(清晰/模糊)、肿块大小、密度/信号(T_2WI、T_1WI、DWI 图像)的描述,以及密度/信号均匀/不均匀,肿块内有/无钙化或高密度出血影,钙化形态,窦腔形态(正常/膨大),窦壁骨质(正常/吸收破坏/增生硬化)。增强扫描病变有无强化,强化程度,有无周围结构侵犯(若有侵犯,描述具体侵犯范围),同侧鼻窦伴或不伴阻塞性炎症,对侧鼻腔鼻窦有无病变。鼻中隔有无偏曲、增厚,密度/信号有无异常。鼻咽软组织有无增厚或肿块影,咽隐窝形态正常/变窄/消失,鼻咽密度/信号有无异常。

═══ **练习题** ═══

1. 名词解释

(1) 真菌性鼻腔鼻窦炎

(2) 鼻中隔脓肿

2. 选择题

(1) 真菌球的典型影像学表现不包括下列哪一项
　　A. 好发于上颌窦和蝶窦　　　　　　　B. 窦腔骨壁增生硬化
　　C. 窦腔内斑块状、条片状钙化灶　　　D. 病变 T_2WI 多呈低信号
　　E. 增强后病变斑片状明显强化

(2) 鼻前庭囊肿的典型 CT 表现为
　　A. 鼻前庭区光滑低密度结节灶,增强扫描无强化或边缘强化
　　B. 邻近上颌骨额突区骨质侵蚀破坏
　　C. 鼻前庭区明显强化结节
　　D. 鼻前庭区弥漫软组织增厚,增强扫描不均匀明显强化
　　E. 邻近上颌骨额突骨质无压迫吸收

(3) 慢性侵袭性真菌性鼻窦炎的影像学描述,错误的是
　　A. 窦壁骨质增生硬化,也可伴有吸收破坏
　　B. T_1WI 信号多样,T_2WI 多呈高信号
　　C. 弥散不均匀受限,ADC 值极低
　　D. 鼻窦病变可向周围蔓延至邻近眼眶、翼腭窝、颞下窝和颅内
　　E. 多见于上颌窦和蝶窦

（4）慢性化脓性鼻窦炎的影像学描述，不正确的是

 A. 窦壁黏膜增厚

 B. 窦壁骨质增生硬化

 C. 窦腔内常见斑块状、条片状钙化灶

 D. 增厚的黏膜呈 T_1WI 等信号、T_2WI 高信号

 E. 增强后窦壁黏膜强化

（5）鼻窦炎颅内并发症的描述，错误的是

 A. 有鼻窦炎病史，鼻腔、鼻窦内可见软组织病变

 B. 鼻源性脑脓肿，额叶最多见

 C. 鼻源性真菌性脑脓肿多见于免疫功能低下者

 D. 鼻源性脑脓肿 T_2WI 呈高信号，DWI 呈低信号

 E. 鼻源性脑膜炎常表现为鼻窦周围颅底脑膜增厚强化

（6）上颌窦黏膜下囊肿的影像学表现，不正确的是

 A. 上颌窦窦壁半圆形或圆形肿块，边缘光滑

 B. 窦壁骨质多见增生肥厚

 C. 病变 T_2WI 多呈均匀高信号

 D. 增强扫描囊壁可强化

 E. 增强扫描囊内容物不强化

（7）水肿型鼻息肉的 CT 和 MR 描述，错误的是

 A. 可单侧或双侧发生，多合并鼻窦炎

 B. CT 多呈低密度，边缘光整

 C. 通常 T_1WI 呈等或低信号，T_2WI 呈高信号

 D. DWI 无弥散受限

 E. 增强扫描呈多结节状、斑片状强化

（8）鼻中隔脓肿的影像学表现，错误的是

 A. 鼻中隔软骨段明显肿胀，向两侧膨隆

 B. CT 平扫脓肿内部多呈偏低密度

 C. T_1WI 呈等或稍低信号，T_2WI 呈高信号

 D. DWI 示脓肿内部脓液呈低信号

 E. 增强后可见脓肿壁强化。

3. 简答题

（1）简述真菌球与出血坏死性息肉的鉴别诊断要点。

（2）简述鼻窦黏液囊肿的主要影像学表现。

（3）简述变应性真菌性鼻窦炎的主要影像学表现。

（4）简述上颌窦出血坏死性息肉的影像学表现。

选择题答案：（1）E　（2）A　（3）B　（4）C　（5）D　（6）B　（7）E　（8）D

（唐作华　潘宇澄　程玉书　刘俊华　洪汝建　耿　悦

肖泽彬　郭林英　王　鹏　齐　萌）

========= 推荐阅读资料 =========

［1］黄选兆,汪吉宝,孔维佳.实用耳鼻咽喉头颈外科学.2 版.北京:人民卫生出版社,2008:145-146,226-229,233-234.

［2］沙炎,罗德红,李恒国.头颈部影像学:耳鼻咽喉头颈外科卷.北京:人民卫生出版社,2013:179-181.

［3］中华耳鼻咽喉头颈外科杂志编辑委员会鼻科组,中华医学会耳鼻咽喉头颈外科学分会鼻科学组.中国慢性鼻窦炎诊断和治疗指南(2018).中华耳鼻咽喉头颈外科杂志,2019,54(2):81-100.

［4］杨本涛,刘延军,汪卫中,等.鼻石的 CT 诊断.中华放射学杂志,2003,37(4):341-343.

［5］孔维佳,周梁.耳鼻咽喉头颈外科学.3 版.北京:人民卫生出版社,2015:313.

［6］吕翔,张湘燕.鼻腔、鼻窦及鼻咽部病理学.贵阳:贵州科技出版社,2017:67-71.

［7］王振常.头颈部影像学:耳鼻咽喉头颈外科卷.北京:人民卫生出版社,2014:176-178.

［8］钟玉凤,唐作华,强金伟.慢性侵袭性真菌性鼻腔鼻窦炎影像学表现.中国医学计算机成像杂志,2017,23(2):113-117.

［9］杨本涛,王振常,王士信,等.变应性真菌性鼻窦炎的 CT 诊断.中华放射学杂志,2004,38(8):834-838.

［10］JOSHI V M,SANSI R. Imaging in sinonasal inflammatory disease. Neuroimaging Clin N Am,2015,25(4):549-568.

第 七 章

鼻腔和鼻窦非骨源性良性肿瘤

鼻腔和鼻窦良性肿瘤少见,但种类繁多,目前分类方法也不统一,一般认为可分为以下几种:①上皮组织良性肿瘤,包括乳头状瘤(分为内翻性、嗜酸性及外生型)、腺瘤;②脉管组织良性肿瘤,包括血管瘤、淋巴管瘤、血管纤维瘤等;③骨骼组织良性肿瘤,包括骨瘤、骨化性纤维瘤、软骨瘤、巨细胞瘤、成骨细胞瘤;④纤维组织、原始间叶组织及肌组织良性肿瘤,包括纤维瘤、平滑肌瘤、黏液瘤等;⑤神经组织良性肿瘤,包括神经鞘瘤、神经纤维瘤、脑膜瘤、鼻神经胶质瘤等;⑥涎腺组织良性肿瘤,包括多形性腺瘤、肌上皮瘤等。本章仅对临床上相对常见的几种鼻腔和鼻窦非骨源性良性肿瘤进行介绍。

第一节 内翻性乳头状瘤

【简介】

内翻性乳头状瘤(inverting papilloma)又称 Schneiderian 乳头状瘤(Schneiderian papilloma),是鼻腔和鼻窦常见的良性肿瘤,在组织学上属于良性肿瘤,具有局部侵袭性生长、术后易复发和有癌变倾向等特点,故其属于交界性肿瘤。该肿瘤的发病可能与人乳头瘤病毒(human papilloma virus,HPV)感染密切相关。最常见的发生部位为鼻腔外壁近中鼻道处,常填塞鼻道和蔓延到邻近鼻窦,以上颌窦多见,其他依次为筛窦、蝶窦和额窦,也可侵犯鼻咽、眼眶,少数可侵犯脑膜和颅内结构,原发于鼻窦者较少见。绝大多数内翻性乳头状瘤单侧发病,双侧罕见,并多由于鼻中隔或额窦中隔穿孔或缺损所致。

本病多见于 40~70 岁中老年男性,尤以 50 岁左右多见,男女比例约 3∶1。临床表现缺少特异性,常见的突出症状为单侧进行性持续性鼻塞,可伴脓涕和涕中带血、头痛、嗅觉异常等,侵犯眼眶可出现突眼,恶变者可出现疼痛和面部麻木,病程较长。

内翻性乳头状瘤恶变的发生率一般为 5%~15%,其中双侧、多中心发病者更易于恶变,多恶变为鳞状细胞癌,少数恶变为腺癌和小细胞癌。本病与恶变的关系:①癌与内翻性乳头状瘤同时存在,而无证据表明是内翻性乳头状瘤引起的癌;②内翻性乳头状瘤中存在微小癌灶;③内翻性乳头状瘤切除后复发出现癌。

【病理基础】

1. **大体检查** 肿物外生性生长,突出于鼻腔或鼻窦黏膜,表面粗糙,呈细颗粒状、乳头样或息肉样,色粉红、灰红、灰白色,触之较硬,易出血,在临床上容易被误诊为鼻息肉。切面组织水肿,可见纡曲的白色条纹,并有深浅不等的沟状裂隙,部分肿物表面可见坏死,某些肿物可呈黏液状外观。

2. 镜下表现　本病起源于黏膜上皮(Schneiderian 上皮),由非角化鳞状上皮、移行上皮或纤毛柱上皮构成,其中移行上皮为优势上皮,其病理特点为表层上皮过度增生,向上皮下间质内呈乳头状、管状或指状内生性生长,形成大小不等的隐窝及细胞巢,细胞巢呈内翻性生长,基底膜完整。常合并外翻性乳头状瘤成分。上皮细胞一般5~30层,隐窝表面为柱状上皮,隐窝内有退变脱落的上皮细胞及炎细胞。如细胞巢为实性鳞状上皮细胞巢,中心部细胞可呈空泡状,无明显角化现象,边缘整齐圆钝;如细胞巢为移行上皮巢,中央多有腔隙,腔缘有柱状上皮,上皮层内散在分布黏液细胞,伴中性粒细胞浸润。上皮细胞巢内无间质,并且多数无不典型性;细胞巢之间的间质内纤维组织水肿,血管不丰富,伴不同程度的炎细胞浸润。10%~20%的内翻性乳头状瘤可出现局灶角化,5%~10%可出现上皮的异型性,这些不是恶性的证据,但提示医生要对肿瘤进行全面评估。肿瘤间质可为致密的纤维样间质或疏松的黏液样间质,伴或不伴炎细胞浸润。

免疫组织化学表现:肿瘤柱状上皮成分 CK(AE1)染色阳性,移行上皮区对 CK(AE1)及CK(HMW)均反应阳性,鳞状上皮区 CK(HMW)阳性、CK(AE1)阴性;p53、PCNA 可在不典型增生中表达。

【影像学表现】

鼻腔、鼻窦内翻性乳头状瘤最常见的发生部位为鼻腔外壁近中鼻道处,常填塞鼻道和蔓延到邻近鼻窦,以上颌窦多见,其他依次为筛窦、蝶窦和额窦,多单侧发病。

肿瘤形态不规则,呈分叶状、条块状,由生发部位沿鼻腔、鼻窦的固有结构呈息肉样膨胀性塑形生长,鼻腔内的肿瘤长短径比例不协调,多以前后径最大,上颌窦及筛窦肿块较小者呈以窦口为中心的分叶状肿块,肿瘤较大者则充满窦腔。

肿瘤的边缘呈小波浪状、扇贝状,与大体病理一致。较大肿瘤与鼻腔、鼻窦固有结构相连,边界显示不清,但是其游离缘仍可呈小波浪状、扇贝状,尤以矢状位病灶后缘明显。

1. CT 表现　肿瘤呈软组织密度,密度高于鼻甲、近似肌肉。较小肿瘤呈条块状、小波浪状边缘。肿瘤较大时中下鼻甲受压移位,邻近骨质多呈膨胀性受压吸收、破坏,多见于中下鼻甲和上颌窦内侧壁,使上颌窦口开大,肿瘤填塞鼻腔而界限不清,有时可见残留的多个小气泡即"气泡征",这是病灶与鼻固有结构间的残留气腔,是肿瘤小波浪状边缘的间接征象。约10%肿瘤内可出现结节状、斑片样骨化影,部分病例肿瘤基底部骨质增生硬化,为炎性反应因子刺激成骨,提示为肿瘤生发部位。由于肿瘤易阻塞窦口-鼻道复合体,常伴有阻塞性鼻窦炎,表现为窦腔内充以软组织影。CT 平扫难以区分肿瘤的边界,增强扫描对病变范围的显示有一定帮助,肿瘤多为均匀中度强化,少数明显强化,阻塞性炎症仅边缘水肿黏膜呈弧线状强化。部分肿瘤可向鼻外蔓延,常见于鼻咽部,严重者与鼻咽后壁相连,类似后鼻孔息肉;也可蔓延到眼眶、颅内。如局部骨质侵袭性破坏,则高度提示恶性。

2. MRI 表现　多数病变信号不均匀,T_1WI 等或稍低信号,T_2WI 不均匀稍高信号,符合病理上肿瘤发生息肉样变后间质水肿、积液的改变,中度强化,在 T_2WI 及增强 T_1WI 上,病变内部信号不均匀,多呈高低相间的条纹状结构,被描述为"卷曲脑回状"(convoluted cerebriform pattern,CCP)、"栅栏状"(fence-like pattern)或柱状(columnar pattern)等,以矢状位显示最佳,该征象是本病特征性的表现,病灶越大越典型。与组织学对比,T_2WI 高信号对应水肿的间质,其血管丰富、增强后明显强化,T_2WI 低信号代表增生的上皮,增强后呈轻度强化,CCP 是内翻性乳头状瘤相对特征性的影像学表现。有时条纹状结构呈放射状排列,放射状中心可提示肿瘤起源部位。MRI 软组织分辨率高,易区分肿瘤和伴发的阻塞性炎症,更好地显示病灶的边界和形态学特征,更容易显示其特征性的小波浪状游离边缘,尤以矢状位更佳。DWI 无明显弥散受限改变,DCE 示时间-信号强度曲线(time-signal intensity curve,TIC)呈持续上升型或平台型。

对于缺少典型栅栏样信号特点的病灶,特别是较小的早期病灶,该形态学特点将有重要的提示作用。鼻腔、鼻窦内翻性乳突状瘤栅栏状或 CCP 高低相间的条纹状结构可局部缺失。病状可出现出血坏死等信号改变,亦可见膨胀性球形生长趋势、小波浪状游离缘缺失等形态学变化,且伴发明显的骨质侵蚀和眶壁受累。DWI 的 ADC 值降低(小于 $1.47\times10^{-3}\,\mathrm{mm^2/s}$)及 TIC 由持续上升型转变为流出型,对恶变有一定的提示作用。

【典型病例】

病例 1　患者,男,55 岁,左侧鼻腔堵塞、伴黄涕 4 个月。诊断为左侧上颌窦鼻腔内翻性乳头状瘤,见图 7-1-1。

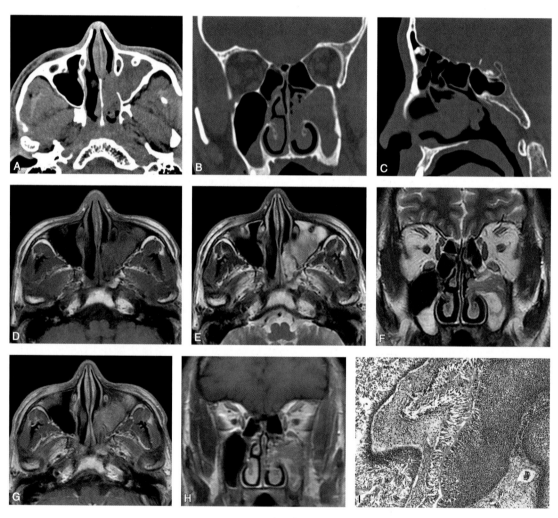

图 7-1-1　左侧上颌窦鼻腔内翻性乳头状瘤

CT 轴位软组织窗、冠状位骨窗及矢状位骨窗(A~C)示左侧鼻腔中鼻道及上颌窦不规则形软组织密度影,沿鼻腔结构塑形生长、向后鼻孔延伸,伴有小气泡,鼻腔病变边缘呈小波浪状,左下鼻甲受压,左上颌窦窦口开大。左侧上颌窦实变、窦壁增厚硬化,为合并慢性阻塞性炎症。MR 轴位 $T_1WI(D)$、轴位 $T_2WI(E)$ 及冠状位 $T_2WI(F)$ 示左侧鼻腔上颌窦病变呈 T_1WI 稍低、T_2WI 不均匀稍高信号,增强后轴位(G)、冠状位(H)病变呈不均匀强化,T_2WI 及增强呈高低相间的条纹状结构,呈卷曲脑回状,上颌窦腔无强化的高信号为阻塞性炎症。镜下病理(I)示左侧鼻腔肿物,呈粉红色,质中,组织被覆假复层纤毛柱状上皮、鳞状上皮,局部下陷成巢状或腺腔样结构(HE,×100)。

病例2 患者,男,61岁,左侧鼻腔堵塞、流清涕10年。诊断左侧筛窦鼻腔内翻性乳头状瘤,见图7-1-2。

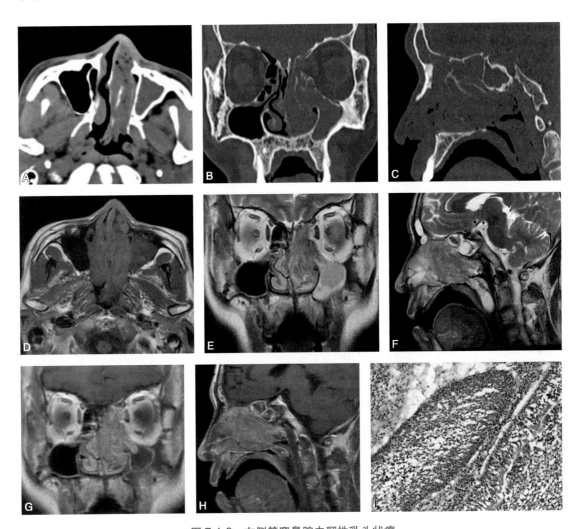

图7-1-2 左侧筛窦鼻腔内翻性乳头状瘤

CT轴位软组织窗(A)、冠状位骨窗(B)及矢状位骨窗(C)示左侧鼻腔、鼻窦内充满密度增高影,可见多发小气泡。鼻腔病变呈等密度,游离缘呈小波浪状,向后经后鼻孔、鼻咽延伸至口咽,左筛窦骨质受压吸收,残留骨质增生肥厚、硬化,提示左侧筛窦为生发部位,左侧上颌窦口略扩大,中下鼻甲受压移位,未见骨质侵袭性破坏病变;MR轴位T_1WI(D)、冠状位T_2WI(E)及矢状位T_2WI(F)示病变呈T_1WI等信号、高低相间条纹状混杂T_2WI信号,呈栅栏样、卷曲脑回样改变,增强后冠状位(G)及矢状位(H)左侧筛窦及鼻腔病变呈不均匀中等强化,呈典型高低相间条纹状结构,呈栅栏状、卷曲脑回状信号。上述条纹状结构以筛窦为中心呈放射状分布,提示为肿瘤生发部位。病变延伸至咽部处边缘呈T_2WI明显强化的息肉样变。肿瘤侵犯左上颌窦口,与T_2WI高信号及不强化的左上颌窦、额窦及蝶窦阻塞性炎症分界清楚。镜下病理(I)示在上皮下的结缔组织中,见增生的上皮呈内翻性生长,形成界限清楚的实性细胞巢或腺腔样结构(HE,×100)。

病例3　患者,男,71岁,持续性鼻塞5年,发现左侧内眦肿物1个月。诊断为内翻性乳头状瘤恶变,见图7-1-3。

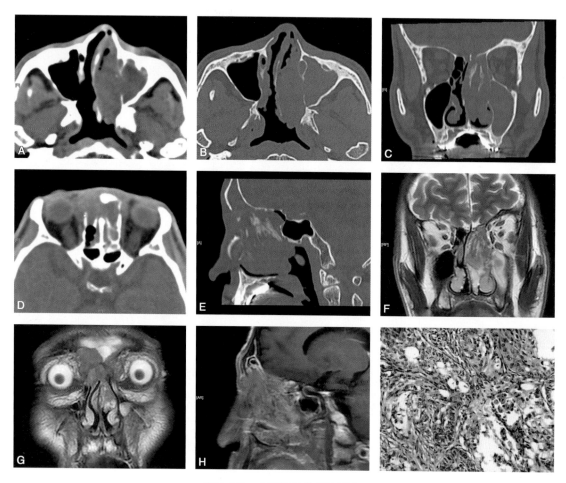

图7-1-3　内翻性乳头状瘤恶变

CT示轴位软组织窗(A)、轴位骨窗(B)及冠状位骨窗(C)示左侧鼻腔、筛窦、上颌窦充满密度增高影,病变鼻腔游离缘呈小波浪状,筛窦区病变内见骨质增生肥厚硬化,左下鼻甲受压变形、移位,左上颌窦口开大;轴位软组织窗(D)及矢状位骨窗(E)示双侧额窦和筛窦侵袭性骨质破坏,额窦间隔侵袭破坏,见软组织肿块侵犯双侧眶内壁及鼻根部;MR冠状位T₂WI(F)示左侧鼻腔及筛窦病变呈高低相间条纹状、卷曲脑回状信号,前方层面(G)示额窦病变条纹状结构缺失,信号相对均匀,球形膨胀,增强后(H)病变主体呈高低相间条纹状结构,额筛部区域条纹状结构缺失,侵犯鼻根;镜下病理(I)示被覆上皮呈巢状向间质内生长,局部呈浸润生长,病理诊断为内翻性乳头状瘤恶变,为中分化鳞癌(HE,×100)。

【诊断思路及鉴别诊断】

与影像学表现有关的鼻腔、鼻窦内翻性乳头状瘤主要病理特点:大体形态上由生发部位沿鼻腔、鼻窦的固有结构呈息肉样膨胀性塑形生长,表面不光滑,呈乳头样。镜下肿瘤表层过度增生的上皮向基质内反向生长,二者间隔排列。

鼻腔、鼻窦内翻性乳头状瘤多见于中老年男性,单侧鼻腔外侧壁近中鼻道区域肿块,同时累及鼻腔、鼻窦,病灶长短径比例不协调,呈不规则形分叶状,游离缘呈小波浪状,为其影像学表现的形态学特征。

CT图像特点:肿瘤密度近似肌肉,比较均匀,中等度强化,中下鼻甲受压变形,窦口扩大,有时可见气泡征。病变内骨化灶及骨质增生硬化提示生发部位。

MRI 图像特点：T_1WI 呈等或稍低信号，T_2WI 及增强 T_1WI 呈典型高低相间的条纹状信号结构，呈 CCP 或"栅栏状"等征象。功能成像结果，DWI 无明显弥散受限改变，TIC 曲线呈持续上升型或平台型。

第二节　血　管　瘤

【简介】

血管瘤（hemangioma）属于脉管组织良性肿瘤，多发于身体血管分布较丰富处，头颈部为常见部位，但位于鼻腔、鼻窦的血管瘤少见，最常见于 50 岁左右人群，男女比例相近，其确切的发病机制不明，可能与创伤、激素影响、潜在的微动静脉畸形及血管生成因子的产生有关。

鼻腔、鼻窦血管瘤的病理类型包括毛细血管瘤和海绵状血管瘤，可起源于骨、黏膜和黏膜下组织。毛细血管瘤多发生于鼻中隔，少见发生于鼻底、中鼻甲、筛窦及下鼻道外侧壁等处，亦可发生于鼻骨等骨性结构。海绵状血管瘤多见于上颌窦口与下鼻甲处，部分病灶可侵犯筛窦和鼻腔，且常突出到中鼻道后部，肿瘤阻塞窦口常合并炎症及息肉，国内多将其称为出血性鼻息肉，其影像学表现在相关章节介绍。

临床表现根据病程长短及病变范围大小而异，单侧进行性鼻阻塞、反复发生的鼻出血及鼻腔血管瘤样肿块、鼻腔及鼻窦外形改变为本病的主要临床表现。

MR 是最佳的检查方法，可明确病变部位、范围及肿瘤的信号特点，CT 作为补充检查方法，可清楚显示病变的骨质改变及病变内高密度影，有助于鉴别诊断。

【病理基础】

1. **大体检查**　毛细血管瘤一般有较小的蒂，色鲜红或暗红，外形呈圆形或卵圆形、桑葚样，质软，有弹性，易出血。海绵状血管瘤好发于上颌窦自然开口和下鼻甲处，瘤体较大，广基底，切面呈海绵状。

2. **镜下表现**　血管瘤镜下表现为血管结构增多，血管壁间结缔组织增生、纤维化，炎性细胞浸润及含铁血黄素沉积。毛细血管瘤由分化成熟而密集的毛细血管构成，见单层内皮细胞、网状纤维、散在的外皮细胞，毛细血管管腔狭小且不规则，瘤组织多被纤维组织分隔。海绵状血管瘤镜下可见血管丛样增生，管壁薄而扩张，形成血窦，管腔内充满红细胞，腔内衬扁平内皮细胞，并有血栓形成、机化及钙化。肿瘤细胞表达Ⅷ因子相关抗原、CD34 及 CD31。诊断上，应与肉芽组织、毛细血管扩张、血管畸形、血管纤维瘤及淋巴管瘤等疾病相鉴别。

【影像学表现】

鼻腔、鼻窦血管瘤好发部位为鼻中隔、上颌窦口与下鼻甲处，由于鼻腔、鼻窦的解剖特点及血管瘤易出血的特性，瘤体中心易发生出血坏死，瘤体表面继发感染。

1. **CT 表现**　鼻腔或鼻窦内软组织肿块，边界清楚，形态规整或不规整，由于瘤内富含血液，多呈近似肌肉的软组织密度，有时可见高密度的静脉石，为其特征性表现，但少见。病变呈膨胀性生长，邻近结构受压，骨壁变形、移位、变薄，少数可出现骨质破坏。毛细血管瘤通常表现为边界清楚、内部常无钙化的肿块，增强后呈均匀明显强化，肿瘤体积越增大，密度越不均匀。海绵状血管瘤通常体积大，密度不均匀，增强扫描呈向心性或多结节状的不均匀血管样明显强化,多期增强时可见渐进性强化,即增强早期局部结节状强化,随着时间的延长,强化范围增大、融合。这是由于其由大量扩张的血窦构成,增强早期含有对比剂的血流进入瘤内发生明显强化,但是由于血流缓慢,仅局部强化;延迟期对比剂在瘤内逐渐扩散,强化范围增大、融合。起源于骨性结构的血管瘤表现为受累骨膨大,呈蜂窝状或日光射线状,内见中等密度软组织包块。

2. **MRI表现** 肿块T_1WI呈稍低信号,T_2WI呈明显高信号,瘤内可发生反复出血而信号不均,并在周边形成特征性的低信号环,由含铁血黄素沉积所致,并可呈分隔样向瘤内延伸。内如肿块内发现点状无信号区(钙化或静脉石),更支持血管瘤的诊断。增强后明显均匀或不均匀强化。较大的海绵状血管瘤可显示渐进性强化征象,即增强早期局部结节状强化,随着时间的延长,强化范围增大、融合。DWI表现为良性肿瘤的特征,无明显弥散受限改变。

【典型病例】

病例1 患者,女,63岁,打鼾伴张口呼吸1年,加重1个月。诊断为鼻腔毛细血管瘤,见图7-2-1。

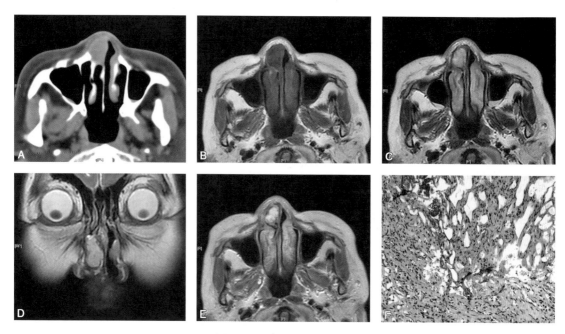

图7-2-1 鼻腔毛细血管瘤

CT轴位软组织窗(A)示右侧鼻腔前部长椭圆形中等密度肿块,密度与肌肉相近,表面光整,边界清楚,广基底与鼻中隔相连;MR轴位T_1WI(B)、轴位T_2WI(C)及冠状位T_2WI(D)示病变呈T_1WI稍低、T_2WI高信号,增强后轴位(E)病变明显强化;镜下病理(F)示黏膜上皮下瘤组织由大小不等的血管构成,管腔内可见红细胞(HE,×100)。

病例2 患者,男,56岁,右侧鼻塞、黄涕带血半年。诊断为鼻腔海绵状血管瘤,见图7-2-2。

【诊断思路及鉴别诊断】

与影像学表现有关的鼻腔、鼻窦血管瘤的主要病理特点:肿瘤主要由血管结构组成,使其呈等密度、增强扫描明显强化;海绵状血管瘤血管腔扩大成血窦、内可见血栓及含铁血黄素沉积,决定了影像信号不均、渐进性强化的特征。

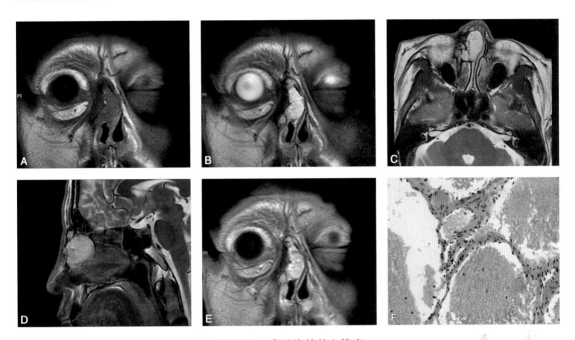

图 7-2-2　鼻腔海绵状血管瘤

MR 冠状位 $T_1WI(A)$、冠状位 $T_2WI(B)$、轴位 $T_2WI(C)$ 及矢状位 $T_2WI(D)$ 示右侧鼻腔前外上部见不规则形包块，呈 T_1WI 稍低、T_2WI 高信号，周边见 T_2WI 低信号环绕，右侧鼻骨增生肥厚、变形；增强冠状位(E)示病变明显强化；镜下病理(F)示瘤组织由大小不等的血管腔构成(HE，×100)。

CT 图像特点：软组织密度肿物，膨胀性生长，密度均匀，静脉石为其特征性少见征象，增强扫描呈血管样强化。较大的海绵状血管瘤由于反复出血及血栓形成密度可不均匀，增强扫描呈特征性的血管样、渐进性强化。邻近骨质可以呈受压吸收和重塑改变，起源于骨的海绵状血管瘤与骨组织混合存在，呈蜂窝状或日光射线状。

MRI 图像特点：T_1WI 呈等或低信号，T_2WI 呈明显高信号，部分病灶周围见低信号含铁血黄素环；增强扫描呈明显渐进性强化。

第三节　鼻咽血管纤维瘤

【简介】

鼻咽血管纤维瘤(nasopharyngeal angiofibroma)是好发于青少年的良性富血供肿瘤，多见于 10~25 岁青春期男性，故也称之为青春期鼻咽血管纤维瘤(juvenile nasopharyngeal angiofibroma)，是鼻咽顶部后鼻孔区最常见的良性肿瘤，血供丰富，局部具有侵袭性，约 90% 侵犯翼腭窝，其他易累及部位包括颅底、眼眶、鼻腔、鼻后孔等邻近结构，术后复发率高，根治困难。鼻咽血管纤维瘤多起源于后鼻孔边缘的周围区域和颅底鼻咽顶，该瘤位于鼻咽顶部、颞下窝、枕骨结节、蝶骨翼突及翼突内侧板的骨膜部，也可发生于鼻腔及上颌窦。临床症状主要以鼻塞、鼻出血最常见，部分病例伴有鼻窦炎、头痛、视力障碍及面颊部肿胀等临床表现。鼻咽血管纤维瘤血供丰富，供血动脉以颈外动脉分支多见，如上颌动脉蝶腭支、咽升动脉，随着肿瘤生长供血动脉分支增多。术前不恰当的手术方式如穿刺活检可引起难以控制的出血，因此术前明确诊断，确定肿瘤起源部位、侵犯范围及供血类型甚为关键。

【病理基础】

1. **大体检查** 病变呈圆形或分叶状的淡红色或暗红色肿物,表面光滑、有明显的血管纹,可附少许灰白色伪膜,质韧,触之易出血。

2. **镜下表现** 由错综复杂的血管网与纤维基质按不同比例构成,根据所占比例的不同可称为血管纤维瘤或纤维血管瘤。肿瘤血管管径可从毛细血管到静脉管径大小,常呈星状分布,当基质突出时就被压成裂隙状;血管内膜一般为单层内皮细胞,基底为完整或间断的平滑肌层,纤维样基质可从致密的纤维区到水肿或黏液样结缔组织,其内细胞呈梭形或星形,但核的多形性和有丝分裂不明显;可发现血管内有血栓形成,以及血管壁纤维蛋白样坏死。瘤体根部见分支血管深入瘤体,并与血管壁极薄的静脉相吻合。免疫组织化学:SMA 和血管内皮细胞CD34 染色阳性。

【影像学表现】

鼻咽纤维血管瘤在病理上虽属良性,但其浸润性强,肿瘤可沿颅底骨的自然孔道和骨缝侵犯,向前由鼻孔直接进入鼻腔从而侵及筛窦和上颌窦,向外通过翼颌间隙进入翼腭窝或颞下间隙,或经眶上裂、眶下裂进入眼眶,向上破坏蝶窦及蝶骨大翼侵入海绵窦,向后外破坏翼板侵入翼窝或嚼肌间隙。病变沿自然孔道蔓延可造成对周围骨质的压迫重塑或吸收破坏。

1. **CT 表现** 鼻咽部软组织密度肿块,平扫与肌肉密度相近,密度较均匀,较大病灶内偶可见坏死区,大部分边界清楚。邻近骨质改变主要是压迫侵蚀,压迫可使窦壁或孔道管壁骨皮质先变薄,继而吸收破坏,骨质改变多见于蝶窦底壁、翼内板基底部,腭骨蝶突、蝶骨翼突局部骨质吸收、破坏,提示该肿瘤大多起源于翼腭窝内下方的蝶腭孔区。翼突骨质常见吸收破坏,有学者提出其为"翼突邻居"的概念。翼腭窝常扩大增宽,上颌窦后壁受压前移、重塑,但后壁骨质无破坏被认为是其特征性表现。增强扫描肿瘤组织明显强化,瘤体实性部分的强化程度与血管密度接近,肿瘤边界更清晰。CT 血管造影(computed tomographic angiography,CTA)可能显示肿瘤的供血动脉来自颈外动脉分支:颌内动脉和咽升动脉。

2. **MRI 表现** T_1WI 呈等或低信号,T_2WI 信号不均匀,血管成分以高信号为主,纤维成分以低信号为主,肿瘤内部及周围可见点状、条状血管流空信号及残留骨质,呈"椒盐征",增强扫描明显不均匀强化。MRI 对于骨质破坏细节显示不如 CT,但有时能更敏感地显示受累骨髓水肿、高信号消失。DWI 一般无明显弥散受限;文献报告动态增强 TIC 多表现为速升平台型或速升缓降型。

【典型病例】

病例 1 患儿,男,13 岁,鼻塞 1 年,偶有鼻出血。诊断为右侧鼻腔/鼻咽部血管纤维瘤,MRI 表现见图 7-3-1。

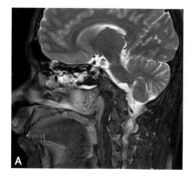
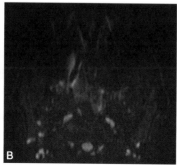
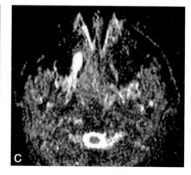

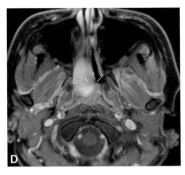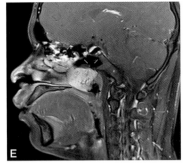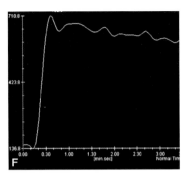

图 7-3-1　右侧鼻腔、鼻咽部血管纤维瘤

右侧鼻腔后鼻孔区团块状异常信号,边界较清,T_2WI 呈稍高信号,其内见多发点状低信号(A);DWI 未见明显弥散受限改变(B、C);增强扫描呈不均质明显强化,病灶内见点条状低信号(D、E),动态增强时间-信号强度曲线呈速升平台型(F)。

病例2　患儿,男,12岁,右侧鼻塞半年,伴流涕、鼻出血。诊断为右侧后鼻孔区血管纤维瘤,MRI 表现见图 7-3-2。

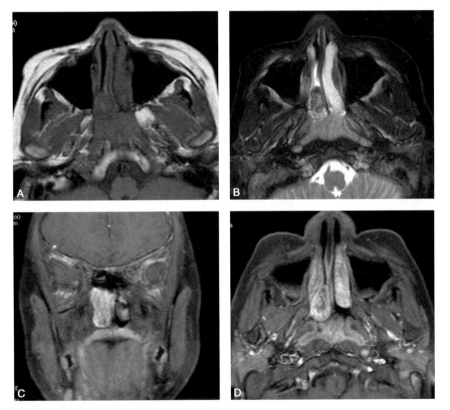

图 7-3-2　右侧后鼻孔区血管纤维瘤

右侧后鼻孔区椭圆形 T_1WI 等信号、T_2WI 稍高信号(A、B),T_2WI 信号不均匀,其内掺杂点条状低信号,形成"椒盐征",病灶边界清,增强扫描呈明显不均匀强化(C、D)。

【诊断思路及鉴别诊断】

鼻咽血管纤维瘤生长多以推移式蔓延,常以翼腭窝为中心向周围多个间隙侵犯,向前累及后鼻孔与鼻腔。翼突骨质多有压迫吸收破坏,是诊断的重要线索。鼻咽血管纤维瘤极易出血且不易控制,活检时可发生难以控制的大出血,因此术前多不主张活检,术前准确地影像学诊断意义重大。

CT 图像特点:病灶呈膨胀性软组织影,密度多均匀,囊变坏死少见,增强扫描明显强化,邻近骨质改变以压迫、吸收为主,骨质改变多见于蝶窦底壁、翼内板基底部,腭骨蝶突、蝶骨翼突局部骨质吸收、破坏常见,翼腭窝扩大、上颌窦后壁受压前移、重塑,但后壁骨质无破坏被认为是其特征性表现。

MRI 图像特点:肿瘤内部及周围可见流空信号,形成"椒盐征",增强扫描肿瘤呈明显均匀强化。MRI 可以明确肿瘤与鼻腔、鼻窦阻塞性炎症之间的边界,对肿瘤累及范围描述更加准确。

第四节　神经鞘瘤

【简介】

神经鞘瘤(schwannoma)是由周围神经的 Schwann 鞘(即神经鞘)所形成的肿瘤,易发生于头颈部,而发生于鼻腔、鼻窦的神经鞘瘤占头颈部的 4%,大部分为良性,少数为恶性,该部位的神经鞘瘤多起自三叉神经的眼支、上颌支或自主神经的施万细胞,其好发部位为鼻筛区,其次为上颌窦,蝶窦、额窦少见,发生于嗅球者极罕见。

鼻腔、鼻窦神经鞘瘤多发生于 30～60 岁中老年人,无明显性别差异,绝大多数单侧发病,双侧发病者常伴发于神经纤维瘤病。病变生长缓慢,早期症状不典型,易误诊为鼻炎、鼻窦炎而耽误治疗,就诊时病变多已生长较大,常见的症状包括鼻塞、流涕、鼻出血、嗅觉减退、面颊部隆起、疼痛、麻木或感觉异常,眼球突出、复视、视力减退、头痛等。

鼻腔、鼻窦神经鞘瘤的诊断需依据临床表现、肿物的生长部位、体征、鼻内镜检查,鼻窦CT、MR 影像学检查和病理学检查,确诊依靠病理。

【病理基础】

1. 大体检查　病变呈灰白色、粉红色光滑或乳头状肿物,质软,也可表现为质硬,可见包膜,表面光滑,可伴血管扩张。切面呈实性或囊性,灰黄色或黄褐色。

2. 镜下表现　肿瘤由 Antoni A 区和 Antoni B 区组成。Antoni A 区呈灰白色,细胞呈梭形、卵圆形,密集排列呈纤维条索状、漩涡状、栅栏状或束带状,称 Verocay 小体,边界不清,不易发生囊变;Antoni B 区瘤细胞稀疏、网状排列,胶原纤维少,基质富含水,部分伴囊变或黏液样变性。两个区域均可夹杂有胶原、微囊、钙化等成分,可共存于同一肿瘤,其间有过渡现象,也可单独存在,肿瘤的实性、囊性部分组织分别以 Antoni A 区、Antoni B 区占优势。

常规病理能对神经鞘瘤进行初步诊断,而免疫组织化学是鼻腔、鼻窦神经鞘瘤诊断的金标准。免疫组织化学表现:S-100(+)是神经鞘瘤的特征性标志物,上皮性标志物 EMA、肌肉来源标志物 SMA 在神经鞘瘤中表现为阴性;Ki-67 对神经鞘瘤的诊断有一定的帮助。

【影像学表现】

鼻腔、鼻窦神经鞘瘤多发生于鼻筛区、上颌窦,常单侧发病,伴发阻塞性鼻窦炎,病灶边界清,较大病灶易向鼻咽、眼眶、翼腭窝、颅内等鼻外结构蔓延。

1. CT 表现　可见膨胀性生长软组织肿块,边界较清,小者多呈类圆形或椭圆形,大者通常形态欠规整;实性成分为主者病灶密度均匀,有囊变坏死者密度不均匀,病灶内有时还可见斑点样或条状钙化,增强扫描呈轻至中度强化;周围骨质出现受压变薄、弧形移位或出现骨质破坏。

2. **MRI 表现**　T_1WI 呈中等软组织信号，T_2WI 信号多变，可呈等或稍高信号，有研究指出神经鞘瘤的 T_2WI 信号与脑干信号相似；肿瘤存在包膜时，包膜呈低或等信号；肿块可以发生囊变坏死及出血；实质内部见 T_1WI 低信号、T_2WI 高信号区，代表囊变坏死区或细胞稀疏的 Antoni B 区；当 Antoni A 区主要位于病变中心，而 Antoni B 区位于周边时，T_2WI 可表现为"靶征"；良性神经鞘瘤无明显弥散受限改变；注射对比剂后肿瘤多呈中度至明显均匀或不均匀强化（与肿瘤内血管周围间隙较大、静脉引流不良引起对比剂汇聚有关）。有研究报告动态增强 TIC 多呈上升型；肿瘤包膜无强化或轻度强化。完全囊变型神经鞘瘤少见，增强扫描边缘可见强化。

【典型病例】

病例　患者，女，69 岁，右侧鼻塞，伴清水样涕、嗅觉下降 4 年。诊断为右侧鼻腔神经鞘瘤，见图 7-4-1。

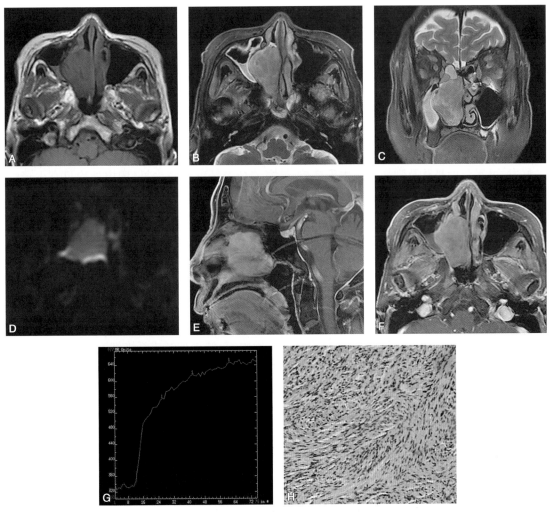

图 7-4-1　右侧鼻腔神经鞘瘤

右侧鼻腔见椭圆形 T_1WI（A）等信号、T_2WI（B、C）等及稍高混杂信号，病灶边界较清，DWI（D）呈等信号，局部 ADC 值约 $1.13×10^{-3}mm^2/s$，增强扫描（E、F）呈中等强化，病灶内见多发斑片状略低信号，动态增强时间-信号强度曲线（G）表现为上升型；镜下病理（H）可见束状分布的施万细胞（HE，×100）。

【诊断思路及鉴别诊断】

与影像学表现有关的鼻腔、鼻窦神经鞘瘤的主要病理特点:肿瘤由 Antoni A 区和 Antoni B 区两种结构按不同比例构成,这种独特的病理特点决定了神经鞘瘤在影像学上的表现。

CT 图像特点:可见膨胀性生长球形或卵圆形的软组织肿块,多呈较均匀或不均匀等密度,可有斑点状或条形钙化,混杂密度见于有囊变坏死及出血者;肿瘤邻近骨质可有不同程度的受压变薄、弧形移位及吸收破坏。

MRI 图像特点:T_1WI 呈等信号,T_2WI 呈等或稍高信号,信号均匀或不均匀,肿瘤内见 T_1WI 低信号、T_2WI 高信号区,T_2WI 可表现为较有特征性的"靶征";增强扫描多中度至明显强化;功能成像结果,DWI 常无明显弥散受限改变,据文献报告动态增强 TIC 多呈上升型。

第五节　神经纤维瘤

【简介】

神经纤维瘤(neurofibroma)是最常见的周围神经良性肿瘤之一,以中青年多见,传统分为局灶型、弥漫型和丛状型 3 种类型。单发性神经纤维瘤为周围神经纤维成分局限或弥漫性增生所形成的瘤样肿块。神经纤维瘤病则是一种显性遗传性家族性疾病,主要特征为皮肤的咖啡色斑及多发神经纤维瘤,而鼻腔及鼻窦的神经纤维瘤只是本病的部分表现形式。单发性神经纤维瘤好发部位为四肢和头面部,头面部以鼻腔和鼻窦好发,往往来源于三叉神经的上颌支及眼支的分支和自主神经的分支,以鼻腔前部特别是鼻前庭、中鼻道较常见,在鼻窦则以上颌窦好发,可累及后鼻孔及咽部。发生于鼻腔、鼻窦的神经纤维瘤较少见,国内外均只有少量临床报告。该肿瘤呈膨胀性生长,可对邻近结构和骨质产生压迫,但不破坏或转移,少数肿瘤具有轻度浸润性,在鼻腔内易浸润到鼻中隔、鼻翼等软组织,与之形成紧密粘连。少数神经纤维瘤可发生恶变,恶变率约10%,恶变后肿瘤明显增大,边缘不规则,可破坏鼻窦窦壁,侵犯邻近组织和间隙,如眼眶、鼻腔、翼腭窝和颞下窝等部位。肿瘤生长缓慢,病程多较长,早期多无症状,随后根据肿瘤的大小、部位,可产生鼻塞、鼻出血、头痛及局部畸形等表现。本病对放射线不敏感,多采用手术治疗。

【病理基础】

神经纤维瘤在周围神经的神经干至末梢均可发生,起源于神经成纤维细胞,组织学上肿瘤呈异质性,含多种细胞,可见施万细胞、成纤维细胞、有髓鞘及无髓鞘的神经纤维等多种成分,分为局灶型、弥漫型和丛状型 3 种类型,前二者分别呈局灶性或沿一段神经延伸,后者累及多条神经束及其分支,多见于 I 型神经纤维瘤病患者,少见于鼻腔、鼻窦。

1. **大体检查**　病变呈分叶状、结节状的灰白或灰红组织,无明显包膜,多与周围组织无明显界限。瘤体大小不一,无完整包膜,呈灰白或红色,质地较硬,一般为单侧,表面光滑,易出血,多为实质性,常不发生囊变或出血。

2. **镜下表现**　神经纤维瘤最具特征性的表现为细胞核呈波浪状,深染的细长形细胞交织成束,细胞与胶原紧密排列,间质有少量的黏液样物质,病灶基质中偶见肥大细胞、淋巴细胞和少量的黄色瘤细胞。

免疫组织化学 S-100、Vimentin 阳性提示肿瘤来源于施万细胞,SMA、Desmin、CD34、CD117 阴性排除平滑肌源性、血管源性病变和间质瘤等。

【影像学表现】

在鼻腔内以鼻前庭、中鼻道常见,多起自下鼻甲或鼻中隔,鼻窦以上颌窦好发,可累及后鼻孔及咽部。

鼻腔、鼻窦神经纤维瘤常较小,偶见位于鼻咽、鼻腔、鼻窦的巨大神经纤维瘤。肿块与周围组织粘连,分界不清或轻度浸润,常不发生囊变或出血。肿瘤呈膨胀性生长,对邻近结构和骨质产生压迫,而不破坏骨质和发生转移。

1. CT 表现　肿块为较均匀软组织密度,密度稍低于肌肉,偶有钙化,具有一定侵袭性,肿块与周围组织粘连,在鼻腔内易浸润到鼻翼、鼻中隔的软组织,与之形成紧密粘连,或轻度浸润压迫周围骨质,使之吸收变薄。

2. MRI 表现　肿块 T_1WI 呈等低信号,T_2WI 呈稍高信号,边界不清,病灶内部信号欠均匀,增强扫描呈中高度强化。

【典型病例】

病例　患者,女,43 岁,鼻塞伴头部闷胀感 1 年,偶有溢泪及涕中带血,加重 3 个月。诊断为鼻窦神经纤维瘤,见图 7-5-1。

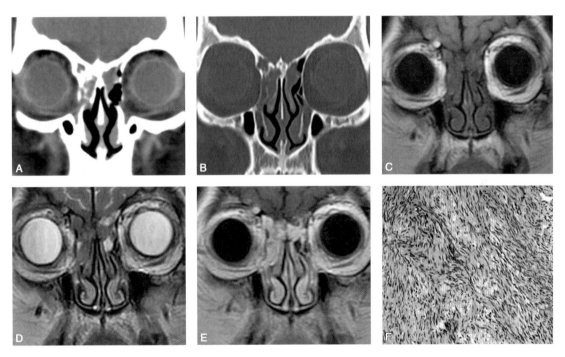

图 7-5-1　鼻窦神经纤维瘤

CT 示双侧筛窦内软组织密度影,边界不清(A),额窦及筛窦骨质破坏(B);MR 示病变 T_1WI(C)呈等信号,T_2WI(D)呈稍高信号,增强(E)显著强化;镜下病理(F)示瘤细胞呈梭形,较纤细,呈束状排列(HE,×100)。

【诊断思路及鉴别诊断】

与影像学表现有关的鼻腔、鼻窦神经纤维瘤的主要病理特点:可见沿神经膨胀性生长实质性肿瘤,常不发生囊变或出血;具有一定侵袭性,与周围组织分界不清;或轻度浸润,压迫周围骨质使之吸收变薄。

CT 图像特点:多发生于鼻腔前部或上颌窦,密度较均匀、稍低于肌肉,边缘呈分叶状、结节状,具有一定侵袭性,周围骨质压迫吸收变薄、缺损。

MRI 图像特点:鲜见鼻腔、鼻窦神经纤维瘤 MRI 表现的大样本量报告。肿瘤与邻近组织分界不清,肿块 T_1WI 呈等低信号,T_2WI 呈稍高信号,边界不清,病灶内部信号欠均匀,增强扫描呈中高度强化。

第六节 多形性腺瘤

【简介】

多形性腺瘤(pleomorphic adenoma,PA)又称混合瘤(mixed tumor),主要发生于涎腺,在涎腺中以腮腺最多见,其次为颌下腺、舌下腺、小涎腺,发生于鼻腔、鼻窦的 PA 在临床上很少见。鼻腔、鼻窦 PA 的来源尚不明确,可能来源于胚胎期异位的外胚层上皮细胞、胚性残余的犁鼻器或发育成熟的唾液腺组织。

鼻腔、鼻窦 PA 发病年龄从儿童至老年人,主要在 30~60 岁,女性相对多见,多发生于鼻中隔、鼻尖、上颌窦,亦可发生于鼻翼、鼻根、鼻底等部位。临床表现无特异性,主要症状为单侧鼻腔阻塞,其他症状包括鼻出血、鼻部及面部畸形、鼻肿胀、眼球移位、溢泪等。鼻腔、鼻窦 PA 虽为良性肿瘤,但约 6% 可以转变为癌前病变,且随时间延长风险也会增加。治疗方法可分为手术治疗和放射治疗。放射治疗对含血管丰富的类型有姑息性治疗作用,以完整的手术切除为最佳治疗手段,部分术后存在复发。MR 检查具有无辐射损伤、软组织分辨率高及多层面成像的优势,能更好地确定病变的范围及肿物成分。

【病理基础】

1. 大体检查 肿块多呈圆形,表面光滑或不光滑,部分瘤体上可见结节,中等硬度,有完整的包膜;瘤体切面可呈灰白色或红色,偶呈棕色,可见灰白色纤维束将肿瘤分隔成许多小叶,可见小囊腔及黏液丝。

2. 镜下表现 鼻腔、鼻窦 PA 光镜结构与涎腺 PA 的结构相似,由腺上皮和肌上皮两种上皮成分,外加黏液、黏液样组织和软骨样组织共同构成,上皮成分在组织结构中占主导。肿瘤含导管上皮细胞、肌上皮细胞、黏液、黏液样或软骨成分,上皮细胞增生明显,偶可见角化的鳞状细胞灶,也可见圆柱瘤样结构灶,无或罕见核分裂;纤维性间质可呈灶性分布,为黏液样或软骨样改变,可见钙化或骨化灶。

鼻腔、鼻窦 PA 与涎腺 PA 在上皮细胞和肌上皮细胞的免疫组织化学表现一致,具体为:腺上皮细胞部分角蛋白阳性表达,包括广谱细胞角蛋白(pan-cytokeratin)及 CK7、CK8、CK14、CK19 等;肿瘤性肌上皮细胞不同程度地表达 CK7、CK14、Ckpan、S-100 蛋白、钙蛋白、Vimentin、GFAP 和 SMA,多数肌上皮细胞表达 P63 和 P40;CEA(-)。

【影像学表现】

鼻腔、鼻窦 PA 多发生于鼻中隔、鼻尖、上颌窦,边界清楚,呈类圆形、椭圆形或分叶状软组织密度肿物。

1. CT 表现 可见与邻近肌肉密度相等或稍低的类圆形、椭圆形或分叶状软组织密度肿块,边界清楚,部分病变内部可见斑片状或裂隙样低密度的囊变、坏死区,罕见点状钙化,增强扫描病灶呈不均匀轻至中度强化,病灶内见斑片状、裂隙状的低密度区,肿瘤体积大时可压迫邻近的结构造成骨质吸收变薄,肿瘤也可侵入鼻中隔致鼻中隔骨质破坏。

2. **MRI 表现**　可见边界清晰团块,呈多分叶状;肿瘤体积较小时表现为均匀 T_1WI 低信号、T_2WI 较高信号;肿瘤体积大时,T_1WI 多呈不均匀等及稍低信号,T_2WI 多呈等及稍高信号,其内见小斑片、小囊状 T_1WI 低信号、T_2WI 高信号,增强扫描呈不均匀强化。PA 的信号表现多样,与肿瘤内部上皮成分及基质成分所占比例的不同有关。DWI 多无明显弥散受限改变,动态增强 TIC 多表现为上升型。

【典型病例】

病例　患者,男,62 岁,发现左侧上颌肿物 5 年。诊断为左侧上颌窦 PA,见图 7-6-1。

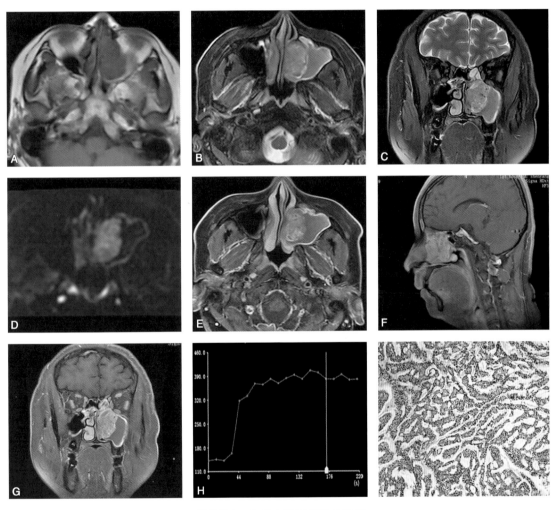

图 7-6-1　左侧上颌窦多形性腺瘤

左侧上颌窦内边界光整的浅分叶团块,呈 $T_1WI(A)$ 等信号,$T_2WI(B、C)$ 呈稍高信号,DWI(D) 呈等及稍高信号,增强扫描(E~G)略不均匀强化;动态增强时间-信号强度曲线(H)多表现为上升型;镜下病理(I)见腺管样腺上皮结构,腺管的外围为梭形的肌上皮细胞或柱状的基底细胞(HE,×100)。

【诊断思路及鉴别诊断】

与影像学表现有关的 PA 主要有两大病理特点：①肿瘤包膜完整；②肿瘤内部上皮成分及基质按不同比例构成。

CT 图像特点：呈边界清楚的类圆形、椭圆形或分叶状软组织密度肿块，肿瘤内可见斑片状、裂隙状囊变、坏死区；增强扫描病灶呈不均匀轻至中度强化。

MRI 图像特点：呈边界清晰的团块，肿瘤体积大时信号多不均匀，肿瘤内见斑片状、裂隙状、小囊状 T_1WI 低信号、T_2WI 高信号，增强扫描肿瘤强化明显，肿瘤实质内边界清的小囊状无强化低信号影具有特征性。动态增强 TIC 多呈持续上升型，DWI 示 ADC 值（实性成分）约 $(1.2\sim1.6)\times10^{-3}\text{mm}^2/\text{s}$。

第七节　异位颅内肿瘤

鼻腔、鼻窦异位颅内肿瘤罕见，包括脑膜瘤、垂体腺瘤、胶质瘤等，相关文献报告多为个案的形式，尚鲜见大样本量的系统分析。

一、异位脑膜瘤

【简介】

颅外异位脑膜瘤少见，约占脑膜瘤的 1%～2%，发生于鼻腔、鼻窦的脑膜瘤更是罕见。鼻腔、鼻窦异位脑膜瘤分为原发性和继发性，原发性异位脑膜瘤是指发生于鼻腔、鼻窦的脑膜瘤并与中枢神经无关，继发性异位脑膜瘤是指颅内及椎管内的肿瘤扩展到达鼻腔、鼻窦或颅内脑膜瘤颗粒转移至鼻腔、鼻窦。临床表现无特异性，可表现为鼻塞、鼻出血、流涕等。

【病理基础】

异位脑膜瘤病理表现与颅内脑膜瘤相同，在病理上可分为 5 型：内皮细胞型、成纤维细胞型、血管型、砂粒体型、骨成软骨细胞型，文献报告前两型较多见。

镜下表现：脑膜上皮细胞呈大小不等同心圆状漩涡状，其中央血管壁常有半透明变性，以至于钙化形成砂粒体；瘤细胞可为梭形，呈致密交织束状结构，有的细胞核可呈栅栏状排列，其间可见网状纤维或胶原纤维，有时可见囊性变或向黄色瘤细胞、骨、软骨细胞分化。脑膜上皮细胞具有多潜能分化能力，其干细胞可转化为其他类型的间充质组织，如骨性、脂肪瘤性、软骨性组织等。

【影像学表现】

1. CT 表现　可见鼻腔或鼻窦区较高的均匀或不均匀密度影，瘤内出现不规则钙化灶，病灶周围有环形骨化；增强扫描均匀强化。

2. MRI 表现　T_1WI 呈等或低信号，T_2WI 信号多变，增强扫描强化均匀，若伴明显钙化则强化不均匀。DWI 脑膜瘤呈弥散受限改变。

【典型病例】

病例 1　患者，女，45 岁，右侧鼻腔出血伴清水样鼻涕半年。诊断为鼻部脑膜瘤，见图 7-7-1。

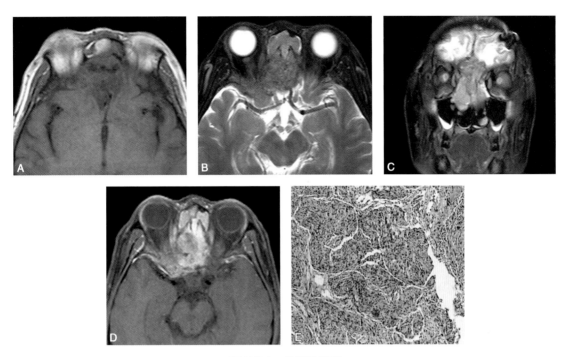

图 7-7-1　鼻部脑膜瘤

双侧筛窦、额窦、鼻腔内不规则团块状 T_1WI（A、B）等信号、T_2WI（C）稍高信号，增强（D）明显强化，强化程度欠均匀（D），右侧蝶骨平台颅底骨质缺损，为脑膜瘤侵入鼻腔部位；镜下病理（E）见肿瘤细胞簇状聚集呈巢状，形态梭形，排列呈片状或旋涡结构，胶原和血管间质交错其间（HE，×100）。

二、异位垂体腺瘤

【简介】

异位垂体腺瘤是指肿瘤位于鞍隔以外，且组织来源为垂体前叶组织的肿瘤，多见于 40~70 岁的中老年人，临床表现由病变的占位效应、侵袭性行为及激素水平决定，主要有头痛、鼻塞，少数可有鼻出血、嗅觉减退、视力下降、脑脊液鼻漏等，部分患者有内分泌异常，包括库欣综合征、肢端肥大症和甲状腺功能亢进等。肿瘤常单独发病，起源于胚胎发育过程中残留于鞍外的垂体组织，蝶骨和蝶窦是最常见的部位，也可发生在鼻腔、鼻咽、斜坡、颞骨等。

【病理基础】

病变有包膜，肿瘤组织质软，血供丰富，呈鱼肉样，边界尚清。镜下表现为瘤组织呈巢片状排列，见菊形团，内有出血，有少量空泡样细胞。免疫组织化学：主要细胞包括生长激素细胞、催乳素生成细胞、催乳素生长激素细胞、促甲状腺激素细胞、促肾上腺皮质激素细胞、促性腺激素细胞，相关产物包括 β-内啡肽、促黑素细胞生成激素；CgA 阳性；Syn 阳性；SE 阳性；GFAP 阴性；Ki-67 阳性率<1%。

【影像学表现】

1. CT 表现　CT 平扫表现为稍高或等密度，一般无钙化，增强扫描呈中度强化，邻近窦壁骨质受压吸收、变薄，常伴有骨质破坏。

2. MRI 表现　可与邻近灰质信号相似，T_1WI 呈等或稍低信号，T_2WI 呈等或稍高信号，病灶内出现囊变坏死或出血时信号不均匀,增强扫描可呈轻至中度强化,强化均匀或不均匀,鞍内可无正常的垂体结构。可见"三厚"征象:皮肤厚、皮下脂肪厚、颅板厚,可伴颌面部骨骼肥大。

【典型病例】

病例2 患者,女,40岁,无明显诱因出现颞顶部、枕后钝痛10年余。诊断为蝶窦异位垂体腺瘤,见图7-7-2。

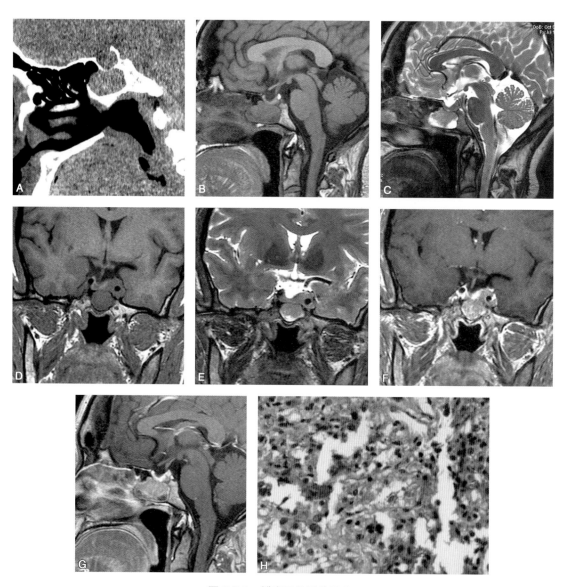

图 7-7-2 蝶窦异位垂体腺瘤

CT(A)示蝶窦内软组织密度影填充,鞍底局部骨质变薄;MRI示蝶窦内肿物,与邻近灰质信号相似,T_1WI、T_2WI(B~E)呈等信号,垂体变薄;增强扫描(F、G)可呈中度强化,强化欠均匀,病灶局部与垂体分界欠清;镜下病理(H)见肿瘤细胞排列成实性或小梁状,细胞形态较均一,胞浆嗜酸或嫌色,核仁不明显(HE、×100)。

三、鼻胶质瘤

【简介】

鼻胶质瘤(nasal gliomas,NGs)即鼻神经胶质异位,由大量胶质细胞、纤维及血管组织构成,约占鼻部先天性中线肿物的 5%,多见于婴幼儿及 5~10 岁的儿童,发生于成人者极为罕见。NG 虽属于良性病变,但不完全切除会导致 4%~10% 的复发率。鼻外胶质瘤表现为鼻背皮下质硬、光滑的肿块,鼻腔内胶质瘤可呈息肉状,可出现鼻塞、鼻出血、鼻涕、嗅觉丧失、头痛等症状。

【病理基础】

1. **大体检查**　病变呈结节状或息肉样,无包膜,表面光滑,中等硬度,灰粉色或灰褐色,切面呈灰白色、灰红色,可有囊腔形成,囊内含有脑脊液样清亮液体;鼻外者表面有皮肤,鼻内者覆以鼻腔黏膜。

2. **镜下表现**　病变表面被覆鳞状上皮,肿物由大小不一的神经胶质岛和相互交错的血管脂肪纤维组织组成,可见神经元及室管膜样结构,部分可见裂隙和囊腔,内衬单层立方上皮,囊腔内衬上皮乳头状突起,乳头表面覆以单层立方或柱状上皮,细胞分化良好,周围还可见色素性视网膜上皮。免疫组织化学表现:神经胶质 GFAP(+)、S-100(+)和 Vimentin(+);室管膜和脉络丛样结构 AE1/AE3(+)、EMA(+)、NSE(+)、GFAP(+)、S-100 和 Vimentin(+)。

【影像学表现】

1. **CT 表现**　病变位于鼻背部向鼻腔延伸或位于鼻腔内,呈息肉状,可见不均匀密度软组织肿块,邻近骨质变形,偶见瘤内钙化,少有骨质破坏。

2. **MRI 表现**　与脑灰质信号相比,T_1WI 多呈等至低信号,也有病例表现为稍高信号,T_2WI 呈等或稍高信号,增强扫描可以出现轻度强化征象。

【典型病例展示】

病例 3　患者,女,55 岁,右侧鼻腔嗅神经母细胞瘤术后 5 年,术后鼻塞无缓解,头部不适 2 个月。诊断为 NGs,见图 7-7-3。

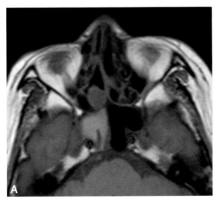
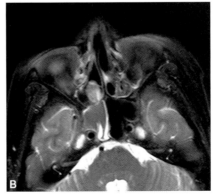

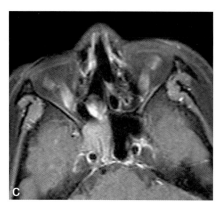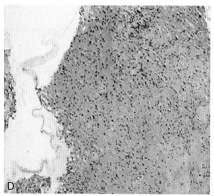

图 7-7-3 鼻胶质瘤

右侧中鼻道后部类圆形 $T_1WI(A)$ 等信号、$T_2WI(B)$ 等高混杂信号,病灶轻度不均匀强化(C);镜下病理(D)见神经胶质及少许神经节细胞(HE,×100)。

【诊断思路及鉴别诊断】

鼻腔、鼻窦异位颅内肿瘤罕见,影像学表现无明显特异性,较难实现疾病的定性诊断。

CT 图像特点:异位脑膜瘤表现为较高的均匀或不均匀密度影,瘤内可出现不规则钙化灶,病灶周围可有环形骨化,增强扫描强化均匀。异位垂体腺瘤 CT 平扫表现为无钙化的稍高或等密度,邻近窦壁骨质受压吸收、变薄,局部常伴有骨质破坏。NGs 多由鼻背部向鼻腔延伸或位于鼻腔内呈息肉状,可见不均匀密度软组织肿块,邻近骨质变形。

MRI 图像特点:异位脑膜瘤 T_1WI 呈等或低信号,T_2WI 信号多变,增强扫描强化均匀。蝶窦异位垂体瘤伴空蝶鞍的征象可作为影像学诊断的一个重要特征,可见"三厚"征象、颌面部骨骼肥大。NGs 信号无明显特异性。

第八节 鼻腔和鼻窦非骨源性良性肿瘤的影像学诊断思路

1. 诊断思路

(1)定位:确定病灶所在位置,观察肿瘤与周围组织结构的关系及周围组织结构的改变。

(2)定性:鼻腔、鼻窦良恶性肿瘤的鉴别。良性肿瘤多表现为非侵袭性生长,边界清楚,周围结构受压改变,骨质以膨胀、压迫、吸收为主,密度/信号可均匀或不均匀,DWI 多无明显弥散受限改变(脑膜瘤可以弥散受限),增强扫描均匀或不均匀强化,动态增强 TIC 多为上升型或平台型;恶性肿瘤表现为浸润性生长的不规则软组织肿物,可伴邻近骨质破坏,周围软组织受侵,DWI 多呈弥散受限改变,增强扫描均匀或不均匀强化,动态增强 TIC 多为流出型或平台型。

恶性肿瘤可发生淋巴结转移。鼻腔、鼻窦良性肿瘤 ADC 值通常高于恶性肿瘤。有研究发现,良性肿瘤 ADC 值约$(1.948\pm0.459)\times10^{-3}mm^2/s$,恶性肿瘤 ADC 值约$(1.046\pm0.711)\times10^{-3}mm^2/s$。MRI 动态增强半定量、定量分析亦有助于鼻腔、鼻窦良恶性肿瘤的鉴别诊断。当鼻腔、鼻窦病灶倾向良性病变时,则应该结合患者年龄、性别、病灶的部位、密度/信号特点、弥散特点、强化情况及周围结构改变情况综合考虑进一步定性。

2. 鉴别诊断思路

(1)定位:不同病理类型的鼻腔、鼻窦良性肿瘤具有不同的好发部位。内翻性乳头状瘤多发生于上颌窦与窦口中鼻道复合体区、筛窦与鼻腔之间;鼻腔、鼻窦血管瘤好发部位为鼻中隔、上颌窦口和下鼻甲处;血管纤维瘤常以翼腭窝为中心向周围多个间隙侵犯;神经鞘瘤多发于鼻筛区、上颌窦;PA 多发生于鼻中隔、鼻尖、上颌窦。

（2）鼻腔、鼻窦良性肿瘤的典型特征:掌握常见病的临床特征（如血管纤维瘤好发于青少年男性）、典型影像征象（如内翻性乳头状瘤的"卷曲脑回样""栅栏征",血管瘤的渐进性强化特点等）非常重要。

（3）鼻腔、鼻窦常见非骨源性良性肿瘤鉴别诊断要点:见表 7-8-1。

表 7-8-1　鼻腔、鼻窦常见非骨源性良性肿瘤鉴别诊断要点

肿瘤类别	发病年龄、性别	发病部位	特征性影像学表现
内翻性乳头状瘤	中老年男性,尤其 50 岁左右男性	多发生于上颌窦与窦口中鼻道复合体区、筛窦与鼻腔之间	病灶边缘可呈小波浪状;T_2WI 及增强 T_1WI 呈"卷曲脑回状""栅栏状"、柱状高低相间的条纹状结构;动态增强时间-信号强度曲线呈上升型或平台型
血管瘤	常见于 50 左右人群,男女比例相近	鼻中隔、上颌窦口与下鼻甲处	呈 T_1WI 低信号、T_2WI 高信号;增强扫描病灶明显强化;较大海绵状血管瘤呈渐进性强化
鼻咽部血管纤维瘤	10~25 岁青春期男性	鼻咽顶部后鼻孔区,局部具有侵袭性	肿瘤内部及周围可见流空血管影,呈"椒盐征";邻近骨质压迫侵蚀改变,多见于蝶窦底壁、翼内板基底部、腭骨蝶突及蝶骨翼突;增强扫描明显强化;动态增强时间-信号强度曲线可呈速升平台、速升缓降型
神经鞘瘤	30~60 岁中老年人,无明显性别差异	鼻筛区,其次为上颌窦	膨胀性生长软组织肿块,肿瘤内多见囊变坏死,T_2WI 可表现为"靶征";多呈明显均匀或不均匀强化;动态增强时间-信号强度曲线多呈上升型
多形性腺瘤	30~60 岁,女性相对多见	鼻中隔、鼻尖、上颌窦	类圆形、椭圆形或分叶状软组织密度肿块,边界清楚,内见斑片状、裂隙状、小囊状低密度区和 T_1WI 低信号、T_2WI 高信号,呈不均匀强化;动态增强时间-信号强度曲线多呈上升型
异位颅内肿瘤	罕见;异位垂体腺瘤多见于 40~70 岁的中老年人;鼻胶质瘤多见于婴幼儿及 5~10 岁儿童	异位脑膜瘤位于鼻腔、鼻窦区;异位垂体腺瘤常见于蝶骨和蝶窦;鼻胶质瘤常由鼻背部向鼻腔延伸或位于鼻腔内呈息肉状	异位脑膜瘤密度较高,T_1WI 呈等或低信号,其内或周边可见钙化,增强扫描可均匀强化;异位垂体腺瘤可伴空蝶鞍,"三厚"征象;鼻胶质密度均匀或不均匀,可与脑实质信号相似

报告书写规范要点

主要包括鼻腔和鼻窦内的团块状异常信号/密度,T_2WI、T_1WI、DWI 信号特点描述,动态增强 TIC 类型,增强扫描动脉期、静脉期等的表现;病灶边界清楚/不清,与周围组织关系,邻近骨质改变情况;所示范围内双侧颌颈部淋巴结情况。

===== 练习题 =====

1. 名词解释

(1) 卷曲脑回征

(2) 渐进性强化

(3) 翼突邻居

(4) 椒盐征

2. 选择题

(1) 鼻腔、鼻窦内翻性乳头状瘤好发于

    A. 鼻腔顶壁　　　　　　B. 鼻腔外侧壁　　　　　　C. 鼻腔内侧壁

    D. 鼻腔底壁　　　　　　E. 鼻腔下壁

(2) 关于鼻腔、鼻窦内翻性乳头状瘤的临床特点,哪项是错误的

    A. 多见于中老年人　　　　　　B. 男性多见

    C. 典型良性肿瘤的临床表现　　　　D. 术后易复发

    E. 可恶变

(3) 鼻腔、鼻窦内翻性乳头状瘤的影像特点,不包括哪项

    A. 单侧鼻腔、鼻窦肿块,沿鼻腔、鼻窦的固有结构呈息肉样塑形生长

    B. 游离缘呈小波浪状

    C. CT 呈等密度

    D. T_2WI 及增强 T_1WI 呈"卷曲脑回样""栅栏状"高低相间的条纹状信号结构

    E. 渐进性强化

(4) 关于鼻腔、鼻窦血管瘤,以下不正确的是

    A. 内部含大量血液,CT 呈低密度

    B. 静脉石是其特征性表现

    C. T_1WI 呈等或低信号,T_2WI 呈明显高信号,可见低信号含铁血黄素环

    D. 增强扫描明显强化

    E. 渐进性强化

(5) 关于鼻咽纤维血管瘤,以下不正确的是

    A. 好发于青少年男性

    B. 是鼻咽顶部后鼻孔区最常见的良性肿瘤

    C. 常累及翼突

    D. 膨胀性生长,边界清楚,侵袭性骨质破坏

    E. MR 平扫及增强扫描信号混杂,可见"椒盐征"

3. 简答题

(1) 简述鼻腔、鼻窦内翻性乳头状瘤的影像学特点。

(2) 简述鼻咽部纤维血管瘤的影像学特点。

选择题答案:(1) B　(2) C　(3) E　(4) A　(5) D

（曲鑫鑫　唐　维　黄婉莹　纪权书　王　月　朱婧怡　丁长伟　李松柏）

===== 推荐阅读资料 =====

［1］王振常,鲜军舫.中华影像医学:头颈部卷.3版.北京:人民卫生出版社,2019:1-10.

［2］王新艳,陈青华,王英,等.多参数 MRI 鉴别鼻腔鼻窦内翻性乳头状瘤恶变的价值.中华放射学杂志,2017,51(7):500-504.

［3］王春宇.鼻腔及鼻窦内翻性乳头状瘤的 CT 和 MRI 表现.解剖学研究,2016,38(1):53-54.

［4］唐维,周艺默,任玲,等.鼻腔鼻窦少见良性肿物的 MRI 表现.影像诊断与介入放射学,2015,24(6):465-470.

［5］刘金兰,李杰恩,陈飚友.鼻部多形性腺瘤的 CT 表现.中国耳鼻咽喉颅底外科杂志,2018,24(6):552-556.

［6］YAN C H,TONG C C L,PENTA M,et al. Imaging predictors for malignant transformation of inverted papilloma. Laryngoscope,2019,129(4):777-782.

［7］KIM J H,PARK S W,KIM S C,et al. Computed tomography and magnetic resonance imaging findings of nasal cavity hemangiomas according to histological type. Korean J Radiol,2015,16(3):566-574.

［8］SANCHEZ-ROMERO C,CARLOS R,DIAZMOLINA J P,et al. Nasopharyngeal angiofibroma:a clinical,histopathological and immunohistochemical study of 42 cases with emphasis on stromal features. Head Neck Pathol,2018,12(1):52-61.

［9］KIM Y S,KIM H J,KIM C H. CT and MR imaging findings of sinonasal schwannoma:a review of 12 cases. AJNR Am J Neuroradiol,2013,34(3):628-633.

［10］BOBEFF E J,WISNIEWSKI K,PAPIERZ W,et al. Three cases of ectopic sphenoid sinus pituitary adenoma. Folia Neuropathol,2017,55(1):60-66.

第八章

鼻腔和鼻窦非骨源性恶性肿瘤

鼻腔和鼻窦恶性肿瘤约占头颈部肿瘤的 3%,其中 50%~65% 起源于上颌窦,10%~25% 起源于筛窦,15%~30% 起源于鼻腔。鼻腔和鼻窦恶性肿瘤分为上皮性、非上皮性恶性肿瘤及转移瘤。鳞状细胞癌约占鼻腔和鼻窦所有恶性肿瘤的 80%,其他包括未分化癌、小涎腺肿瘤、腺癌、淋巴瘤、黑色素瘤、嗅神经母细胞瘤、浆细胞瘤、恶性纤维组织细胞瘤等。就鼻窦癌而言,80% 发生于上颌窦,其次为筛窦,额窦和蝶窦罕见。

鼻腔和鼻窦恶性肿瘤的早期症状与慢性鼻窦炎相似,为持续流涕和面部疼痛,偶尔伴血涕,出现血涕应引起重视。典型临床表现包括面部疼痛和麻木、鼻塞和持续血涕、牙齿松动、突眼、溢泪、头痛。晚期肿瘤经常侵犯眼眶、颅内等邻近结构而产生相应的症状。

鼻腔和鼻窦恶性肿瘤的转移多通过直接扩散和沿神经周蔓延,也可通过淋巴道转移。淋巴转移有 2 个途径:①沿着淋巴道向后引流到后鼻孔附近淋巴丛,经咽侧和咽后外侧淋巴结(rouviéré 淋巴结)引流到颈深淋巴结群上组,这是主要淋巴结引流通路;②区域淋巴结转移,较少见,出现时通常提示肿瘤扩散已超出鼻腔和鼻窦范围,是患者预后较差的重要指征。此外,不足 10% 的鼻腔和鼻窦恶性肿瘤可发生全身血行转移,以肺转移最常见,有时可出现骨转移。

恶性肿瘤影像学基本征象主要包括:①形态不规则、边界不清楚;②肿物呈侵袭性生长,易侵犯邻近结构;③侵袭性骨质破坏,多呈虫蚀状或浸润性;④增强扫描中度不均匀强化,可有囊变、坏死液化。

第一节 鳞状细胞癌

【简介】

鼻腔和鼻窦鳞状细胞癌(squamous cell carcinoma)简称鳞癌,是一种来源于鼻腔或鼻窦黏膜上皮的恶性肿瘤,以 50 岁以上中老年男性多见。与多种致瘤因素有关,可能与长期慢性炎症刺激,经常吸入镍、砷、铬及其化合物等致癌物质,免疫功能低下,良性肿瘤恶变,手术或外伤等有关。鳞状细胞癌在各鼻窦均可以发生,且为鼻窦发病率最高的恶性肿瘤,以上颌窦最为常见,约 65% 的鼻窦鳞状细胞癌会侵袭眼眶。由于鼻腔和鼻窦的解剖位置较隐蔽,多数患者就诊时肿瘤已从原发部位向邻近结构侵犯。肿瘤局限于窦腔内时,区域淋巴结转移不常见;早期主要转移到咽后组淋巴结。肿瘤侵犯深部软组织和邻近结构时,通过淋巴道转移的概率明显增加,甚至可发生远处转移。

早期临床症状隐匿,类似鼻窦炎,蔓延到深部组织后出现牙齿松动或疼痛、牙关紧闭、复视、头痛等症状。除直接侵犯颅底骨质外,通过邻近的神经血管孔、裂扩散到颅底为另一个相对较早的转移途径。

【病理基础】

1. **大体检查**　发生于黏膜柱状纤毛上皮,肿物多为隆起样、息肉样,表面可伴糜烂,破坏骨壁向周围扩展。切面呈灰白色,质脆、易出血。

2. **镜下表现**　组织学上分为角化性和非角化性鳞状细胞癌 2 种。角化性鳞状细胞癌可见明显的鳞状细胞分化,可出现细胞外角化、细胞内角化或细胞间桥。肿瘤细胞排列呈巢片状,浸润灶边缘结缔组织反应性增生。非角化性鳞状细胞癌镜下与移行细胞癌相似,呈簇状、不规则条带状生长,细胞异型性明显。鳞状细胞癌又可划分出乳头状亚型、基底细胞亚型和梭形细胞亚型。乳头状亚型由中央有纤维血管轴心的乳头样结构构成,呈外翻性生长。基底细胞亚型肿瘤细胞巢呈圆形,细胞具有高度不典型性,核分裂活跃,常出现粉刺样坏死。梭形细胞亚型中,鳞状细胞癌的成分少或缺如,梭形细胞成分较多,免疫组织化学 Vimentin 阳性,keratin 散在阳性或阴性。鼻腔和鼻窦的鳞状细胞癌一般属中低分化。

【影像学表现】

鳞状细胞癌可发生在所有的鼻窦,以上颌窦最为常见(图 8-1-1),其次为鼻腔。

1. **CT 表现**　鼻腔和鼻窦可见不规则软组织肿块影,其内密度不均匀,可伴囊变、出血,少数可有钙化,边界模糊不清,多累及其他鼻窦及鼻腔,周围骨质呈显著的侵袭破坏,肿块向周围扩展,脂肪间隙消失。

2. **MRI 表现**　多为不规则的肿块,常呈外生性、浸润性生长,T_1WI 多呈稍低信号或近似等信号,T_2WI 则多呈稍高信号,肿瘤较大时常因囊变坏死、出血而信号不均,囊变常位于肿瘤中央,增强扫描可呈不同程度强化,以中等以上不均匀强化为主;邻近骨质结构破坏,周围软组织可受侵犯,颈部淋巴结转移相对多见。MRI 能清楚显示病变的范围,为临床分期提供客观依据。DWI 肿瘤实性成分呈高信号,ADC 图呈低信号,Gencturk 等研究 26 例鼻腔鼻窦鳞状细胞癌的平均 ADC 值为 $(0.76\pm0.38)\times10^{-3}mm^2/s$。动态增强 TIC 多呈速升-速降型。

【典型病例】

病例 1　患者,男,46 岁,左侧鼻塞伴头部闷胀感 2 年,加重伴面部疼痛、麻木 2 个月。诊断为上颌窦鳞状细胞癌,见图 8-1-1。

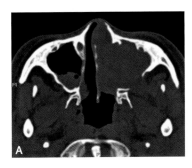
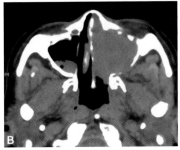
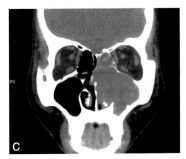

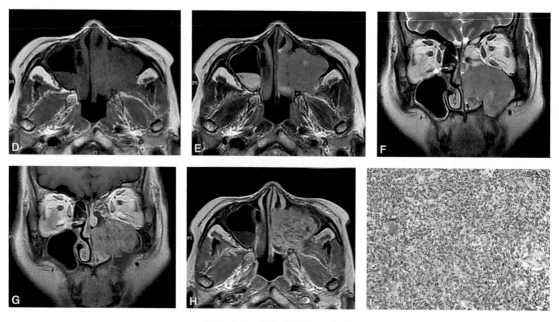

图 8-1-1　上颌窦鳞状细胞癌

CT 轴位骨窗（A）、轴位软组织窗（B）及冠状位软组织窗（C）示左侧上颌窦充满中等密度软组织肿块，侵犯左侧鼻腔及筛窦，广泛骨质侵袭破坏，以内侧壁为著；MR 轴位 T_1WI（D）、轴位 T_2WI（E）及冠状位 T_2WI（F）示左侧上颌窦及鼻腔病变呈 T_1WI 稍低、T_2WI 不均匀稍高信号，增强后冠状位（G）、轴位（H）病变呈不均匀中等强化，内见不强化坏死区；镜下病理（I）示癌组织呈巢状、片状，分化较差，无明显角化，浸润生长，诊断为未角化鳞状细胞癌（HE，×100）。

病例 2　患者，男，65 岁，右侧头部胀痛，伴鼻塞、黄涕 4 个月。诊断为左侧蝶窦鳞状细胞癌，见图 8-1-2。

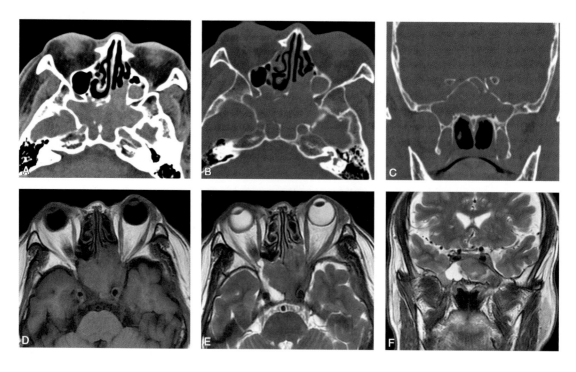

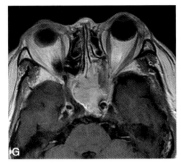
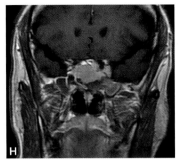
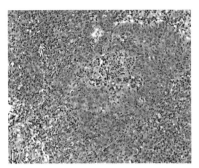

图 8-1-2　左侧蝶窦鳞状细胞癌

CT 轴位软组织窗(A)、轴位骨窗(B)及冠状位骨窗(C)示双侧蝶窦内中等密度软组织影,骨质破坏,侵犯左筛窦及颅底;MR 轴位 T_1WI(D)、轴位 T_2WI(E)及冠状位 T_2WI(F)示病变呈 T_1WI 等、T_2WI 等信号,信号稍欠均匀,侵犯左侧海绵窦,包绕左侧颈内动脉;MR 增强扫描轴位(G)及冠状位(H)示病变明显强化;镜下病理(I)可见癌组织,由呈巢状、片状排列的异型细胞构成,浸润性生长(HE,×100)。

【诊断思路及鉴别诊断】

与影像学表现有关的鼻腔和鼻窦鳞状细胞癌主要病理特点:呈隆起样、息肉样生长,形成明显肿块;骨质破坏常较明显。临床多见于中老年男性,病程短、发展快。

CT 图像特点:不规则形软组织肿块影,界限欠清,中等密度,可伴囊变、出血,多累及鼻窦及鼻腔,广泛骨质破坏,向周围侵犯。

MRI 图像特点:T_1WI 多呈等或稍低信号,T_2WI 则多呈稍高信号,可不均匀,增强后多呈不均匀中等以上强化,侵犯周围结构。DWI 示肿瘤实性成分弥散受限。动态增强 TIC 多呈速升-速降型。

第二节　腺　　癌

【简介】

鼻腔鼻窦腺癌(sinonasal adenocarcinoma)少见,属于低度恶性肿瘤,多见于男性,发病年龄多为 55~60 岁,好发部位为筛窦,也可见于鼻腔其他鼻窦或多个鼻窦同时受累,早期表现为鼻塞和鼻出血,疼痛不常见;木工、皮革工人筛窦腺癌的发病率比普通人高 1 000 倍。

【病理基础】

1. **大体检查**　肿物呈外生性生长,突出于鼻腔或鼻窦黏膜,切面部分呈淡黄色,部分呈暗红色,质软。部分肿物表面可见坏死,某些肿物可呈黏液状外观。

2. **镜下表现**　组织学上可分为肠型腺癌和非肠型腺癌 2 种。与结肠腺癌相似,肠型腺癌为单层无纤毛的柱状或立方状上皮排列成腺管状、腺泡状或腺样乳头状,部分腺腔囊性扩张。肿瘤细胞大小一致,核圆形,位于基底部,胞质嗜酸性,偶见核分裂。按腺腔结构形成程度及核的异型性可分为高、中、低分化腺癌。免疫组织化学全 CK、EMA、Ber-EP4、CK20 及 CDX2 常呈阳性表达。非肠型腺癌可分为低度恶性和高度恶性 2 种类型。低度恶性的非肠型腺癌细胞为立方状或柱状,呈大小一致的"背靠背"的腺泡样排列,包括乳头状腺癌、透明细胞性腺癌和嗜酸细胞性腺癌。高度恶性的非肠型腺癌以实性增生为主,偶见乳头样或腺样结构。细胞核具有中-高度异型性,核分裂活跃。

【影像学表现】

发生于鼻腔和鼻窦的腺癌,侵袭性较强,形态不规则,边界尚清楚,好发于筛窦。

1. **CT 表现**　密度均匀或不均匀,骨质破坏相对较轻,可兼有膨胀性及侵蚀性破坏。

2. **MRI 表现**　T_1WI 多呈等低信号,T_2WI 多呈等或稍高信号,肿瘤内可有黏液或囊变,致信号不均匀;鼻腔和鼻窦的腺癌生长缓慢,具有沿神经蔓延浸润的特性,肿瘤沿神经蔓延时可以呈"跳跃性"、不规则生长;增强均呈不均匀中等到明显强化,有时可见多发小囊,囊壁强化;DWI 恶性肿瘤呈弥散受限改变。有研究报告的 2 例鼻腔和鼻窦腺癌 ADC 值约 $(1.12\pm0.5)\times 10^{-3}\,mm^2/s$;筛窦腺癌的动态增强 TIC 多为速升-平缓型。

【典型病例】

病例 1　患者,男,41 岁,右侧持续性鼻塞伴流涕 1 个月,伴有嗅觉下降,右侧鼻面部麻木感、溢泪 1 周。诊断为右侧鼻腔鼻窦腺癌,见图 8-2-1。

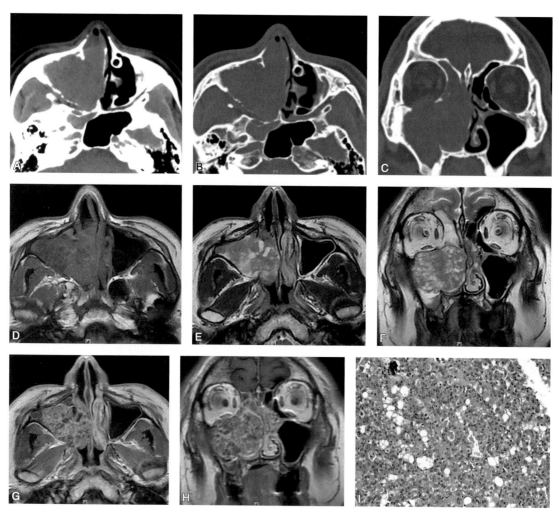

图 8-2-1　右侧鼻腔鼻窦腺癌

CT 轴位软组织窗(A)、轴位骨窗(B)及冠状位骨窗(C)示右侧上颌窦及鼻腔内充满中等密度软组织,密度较均匀,上颌窦壁骨质侵蚀破坏,以内侧壁为著;MR 轴位 T_1WI(D)、轴位 T_2WI(E)及冠状位 T_2WI(F)示右侧上颌窦及鼻腔病变呈 T_1WI 稍低信号、T_2WI 不均匀稍高信号,并见多发小囊状 T_1WI 低、T_2WI 高信号,增强后轴位(G)、冠状位(H)病变呈不均匀中等强化,内见多发大小不等无强化囊变区,囊壁强化;镜下病理(I)示癌组织由柱状上皮细胞构成,排列呈腺管状,偶见杯状细胞(HE,×100)。

【诊断思路及鉴别诊断】

鼻腔鼻窦腺癌发病率较低,好发于筛窦。密度及信号多较均匀,增强扫描呈中等以上不均匀强化。本例出现多发小囊变、MRI增强出现囊壁强化,对应病理上的囊腔形成,可能具有一定特点。腺癌可造成骨破坏,提示恶性,但骨破坏不如鳞状细胞癌显著。

第三节　腺样囊性癌

【简介】

腺样囊性癌(adenoid cystic carcinoma)又称圆柱瘤,是一种生长缓慢低度恶性的上皮来源肿瘤,因症状隐匿常延误就诊。本病最常发生在大、小涎腺,也见于泪腺、鼻咽部等。鼻腔和鼻窦和口腔包括硬腭是小涎腺常见的分布部位,小涎腺的腺样囊性癌较大涎腺更常见,占小涎腺恶性肿瘤的1/2以上。腺样囊性癌在鼻腔和鼻窦的发病率约占5%~15%,约1/2发生于上颌窦,约1/3发生于鼻腔,发生于筛窦、蝶窦及额窦少于5%。多见于中老年人,无明显性别差异。腺样囊性癌术后易复发,术后1年复发率超过50%,术后5年约75%。血行转移常见,发生率约50%,肺、脑、骨最常受累;而淋巴道转移相对少见。

【病理基础】

1. **大体检查**　病变无完整包膜,切面灰白色或伴出血、小囊性改变。

2. **镜下表现**　光镜下,柱状基底样细胞构成5种类型组织学图像:①筛状型,瘤细胞单层或双层排列,呈腺样或筛网状,腔内含嗜碱性黏液,有纤维间隔形成小叶;②管状型,衬以多层上皮细胞的管样结构;③实体型,又称基底样型,瘤细胞排列紧密,呈片状或实体状,其间有纤维组织间隔;④粉刺型,多层瘤细胞环绕,中央有坏死灶;⑤硬化型,在致密玻璃样变的间质中有被压的细胞条索。同一肿瘤常存在不同类型。病理类型与其预后有关,随肿瘤实性成分增多预后变差,即管状型预后最好,实质型预后最差。腺样囊性癌常侵犯神经及血管,易沿神经生长。由于组织学中多数病变含基底样细胞巢,周围通常有硬化的基底膜样物质环绕,形同圆柱状,故既往称为圆柱瘤或圆柱瘤型腺癌。

【影像学表现】

鼻腔和鼻窦腺样囊性癌好发于上颌窦及鼻腔。

体积多较大,形态不规则,边界不清,易沿神经周围生长,三叉神经3条分支经翼腭窝、圆孔及卵圆孔侵犯眼眶、颅内、翼腭窝、颞下窝等邻近结构,呈"跳跃性"、不规则生长,相应的神经孔道扩大伴肿块。文献报告腺样囊性癌还具有沿着黏膜、固有结构浸润性蔓延生长的特点。

1. **CT表现**　多呈"生姜状"不规则软组织肿物,病变密度多不均匀,内可见多发大小不等的囊变区,少数可有钙化,窦腔膨胀,窦壁骨质受压变薄,严重时可消失或呈虚线状改变,局部或大片骨壁侵蚀性破坏。兼有膨胀性及侵蚀性骨质破坏,高度提示腺样囊性癌的可能。肿瘤沿神经周围浸润和转移呈"跳跃性"、不规则生长,造成相应的神经孔道扩大伴肿块,侵犯邻近结构,增强扫描多呈不均匀中等以上强化,囊变区不强化。

2. **MRI表现**　T_1WI和T_2WI均以等信号为主,信号不均匀,内可见多发大小不等的囊变区,肿物压迫窦腔使其膨胀变形,增强扫描肿瘤不均匀强化,MR增强扫描能更好地显示病变内不强化的囊变区,密集多发、大小较一致的筛囊状小囊变被认为是腺样囊性癌的典型表现。MRI对骨质改变的显示不如CT,但结合增强扫描能更好地显示肿瘤内部结构、区分肿瘤组织和阻塞性分泌物、肿瘤侵犯范围等。DWI肿瘤多呈低信号,其ADC值常高于其他病理类型的恶性肿瘤;有研究报告其 ADC 值约(1.28±0.44)×10^{-3}mm^2/s。神经浸润可表现为神经增粗强化或形成肿块,神经浸润则为高信号。

【典型病例】

病例　患者,女,49 岁,右侧鼻塞、流黄涕、面颊胀痛 4 个月。诊断为右侧上颌窦腺样囊性癌,见图 8-3-1。

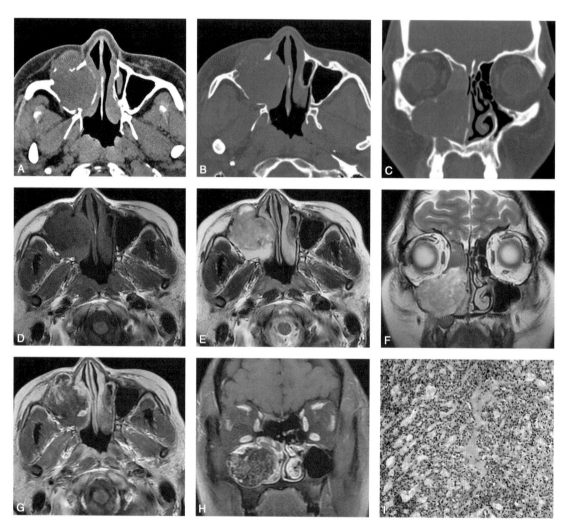

图 8-3-1　右侧上颌窦腺样囊性癌

CT 轴位软组织窗(A)、轴位骨窗(B)及冠状位骨窗(C)示右侧上颌窦内高低混杂密度软组织肿块,同时可见侵袭性骨质破坏及膨胀性骨质破坏,眶下管扩大、不完整,肿瘤外侵,内壁缺损,后外侧壁局部骨缺损;轴位 T$_1$WI(D)、轴位 T$_2$WI(E)及冠状位 T$_2$WI(F)示病变呈不均匀 T$_1$WI 低、T$_2$WI 高信号,增强后轴位(G)、冠状位(H)病变明显不均匀强化,内见多发大小不等无强化囊变区;镜下病理(I)示癌组织位于黏膜上皮下,排列呈筛网状结构或实性团块,呈浸润性生长(HE,×100)。

【诊断思路及鉴别诊断】

与影像学表现有关的鼻腔和鼻窦腺样囊性癌主要病理特点包括:低度恶性、生长缓慢,既有膨胀性压迫又有侵袭性破坏;密集、多发的大小不等的筛囊状小囊变和沿三叉神经周围生长和转移等。CT 能很好地显示骨壁的膨胀性改变和侵袭,破坏,以及神经孔道的扩大,MRI 能更好地显示病变内部多发囊变的结构特点和侵犯范围,特别是沿神经周围蔓延的特征性改变。

CT 图像特点:肿瘤多较大、形态不规则,多呈"生姜样"不规则生长,界限不清,呈等低混杂密度,增强呈中度或显著不均匀强化、多发大小不等不强化囊变区。同时可见膨胀性及侵袭性骨破坏,并突破窦壁向结构侵犯,提示肿瘤生长缓慢并有侵袭性,对诊断有提示作用。

MRI 图像特点:由于病变内多发囊变,其 MRI 信号混杂,增强扫描可见不均匀强化、筛囊状不强化区,DWI 呈低信号。MRI 可更好地显示肿瘤嗜神经生长的特性,直接浸润表现为正常神经结构消失,被软组织肿块替代,沿神经周围扩散主要表现为神经增粗,神经周围脂肪信号消失,MRI 能更好地显示病变侵犯范围。

第四节　未 分 化 癌

【简介】

鼻腔鼻窦未分化癌(sinonasal undiferentiated carcinoma)是一种罕见的高侵袭性肿瘤,好发于老年患者,部分病例继发于鼻咽癌放疗后。好发于鼻腔顶部及筛窦,以迅速、广泛组织破坏,易侵犯眼眶和颅前窝为特征,易发生转移(肺、骨、脑、肝和颈部淋巴结转移)。病情进展极快。

临床可表现为鼻塞、鼻出血、嗅觉减退、头痛、视物模糊、复视、眼球突出等症状,鼻部以外症状与肿瘤侵犯邻近组织结构相关。患者预后差,平均生存期少于 18 个月,5 年生存率低于 20%。临床治疗以综合治疗(放疗、化疗)为主。

【病理基础】

1. 大体检查　肿瘤生长迅速,通常体积较大,最大径大于 4cm,边界不清,常侵犯骨及周围组织。切面呈粉红色鱼肉状,质软,血供中等或丰富。

2. 镜下表现　光镜下组织学特征表现为未分化、中等大小的肿瘤细胞排列成巢状、条状及小梁状,细胞核深染,高核质比,有丝分裂活跃,肿瘤组织坏死明显及血管、淋巴管浸润为其特征性改变。未分化癌中通常可见数量不等的免疫细胞浸润,包括 T 细胞、B 细胞、浆细胞、树突状细胞和单核巨噬细胞。免疫组织化学中,可表现为全 CK、CK7、CK8、CK19 阳性,近一半病例 EMA、NSE、Syn 及 P53 阳性。

【影像学表现】

肿瘤体积较大,以鼻腔上部、筛窦为中心呈膨胀性、侵蚀性生长,广泛侵犯周围组织,边界不清,部分病变可累及额窦、蝶窦。

1. CT 表现　肿瘤呈软组织密度,增强扫描呈不均匀强化,内部无钙化,骨质破坏,常侵犯颅前窝、眼眶、翼腭窝、咽旁间隙和海绵窦等邻近结构。

2. MRI 表现　肿瘤 T_1WI 呈等信号,T_2WI 呈等或高不均匀信号,增强扫描不均匀强化。

【典型病例】

病例　患者,女,34 岁,发现左额部肿物 1 个月。诊断为双侧额窦、筛窦未分化癌,见图 8-4-1。

【诊断思路与鉴别诊断】

与影像学表现有关的鼻腔鼻窦未分化癌的主要病理特点:肿瘤体积大,迅速、广泛侵蚀及骨破坏;肿瘤坏死明显;病情进展极快。

CT 图像特点:好发于鼻腔上部及筛窦,体积较大,软组织密度,广泛骨质破坏及组织浸润。

MRI 图像特点:T_1WI 呈等低信号、T_2WI 呈等高混杂信号,不均匀强化,肿瘤内部可出现囊

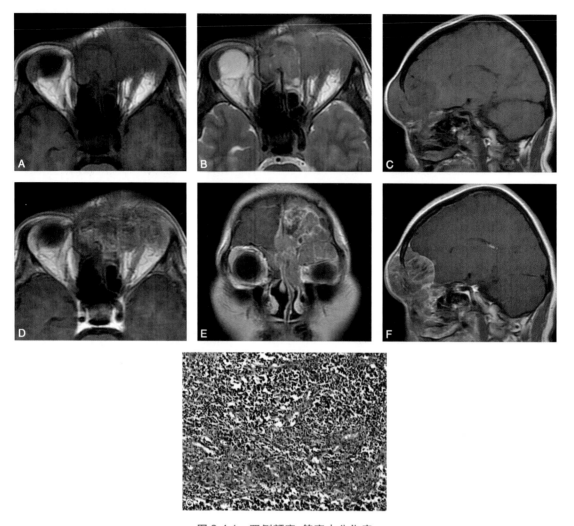

图 8-4-1　双侧额窦、筛窦未分化癌

轴位 $T_1WI(A)$、轴位 $T_2WI(B)$ 及矢状位 $T_1WI(C)$ 示双侧额窦、筛窦不规则肿块，广泛侵犯左眶及颅内外，骨质破坏；增强后轴位(D)、冠状位(E)及矢状位(F)肿块明显不均匀强化；镜下病理(G)示瘤细胞呈圆形，弥漫排列，其间大量中性粒细胞浸润，有较多坏死(HE，×100)。

变坏死及出血，广泛组织侵犯，边界不清。肿瘤生长迅速，短期内显著增大，有一定提示作用。

第五节　淋　巴　瘤

鼻腔和鼻窦淋巴瘤(lymphoma)属于结外淋巴瘤的一种，多为非霍奇金恶性淋巴瘤，发病率高，仅次于鳞状细胞癌，居第 2 位，根据免疫组织化学分为 3 个亚型，即 NK/T 细胞、T 细胞和弥漫性大 B 细胞淋巴瘤。NK/T 细胞淋巴瘤最常见，侵犯上皮，可有广泛溃疡和浅表坏死，预后最差。T 细胞淋巴瘤病理改变与 NK/T 细胞淋巴瘤相似。弥漫性大 B 细胞淋巴瘤最少见，常为完整黏膜下肿块，坏死、溃疡少见，预后较好。因此，弥漫性大 B 细胞淋巴瘤的临床及影像学表现不同于 NK/T 细胞和 T 细胞淋巴瘤。本节分别介绍 NK/T 细胞淋巴瘤和弥漫性大 B 细胞淋巴瘤。

一、NK/T细胞淋巴瘤

【简介】

鼻腔和鼻窦NK/T细胞淋巴瘤是最常见的鼻腔和鼻窦淋巴瘤,在我国占90%以上,多位于鼻腔,过去曾被称为致死性中线肉芽肿(lethal midline granuloma)、多形性网织细胞增生症(polymorphic reticulosis)、中线恶性网织细胞增生症(midline malignant reticulosis)等,其特点为进行性经久不愈的溃疡坏死,有严重的鼻塞和面中部破坏。本病好发于中老年男性,男女比例为4∶1。常见临床症状包括鼻塞、流涕、鼻出血、面颊或鼻区肿痛,可伴发热、复视、视物模糊、头痛、眼球突出及脑神经麻痹等。治疗上,肿瘤早期可单纯放疗,中晚期需要放疗后化疗。

【病理基础】

1. **大体检查**　NK/T细胞淋巴瘤病变绝大部分位于鼻前庭,起源于下鼻甲及鼻中隔前部或鼻腔前部黏膜上皮,呈弥漫浸润性生长。本病易沿黏膜下或皮肤淋巴管向周围组织蔓延,常造成邻近皮肤增厚,鼻腔和鼻窦黏膜肿胀、广泛溃疡和浅表坏死,此为本病特征性改变。晚期常发生鼻骨、鼻甲、鼻中隔或硬腭广泛骨质破坏,甚至引起颜面部严重变形。

2. **镜下表现**　特征性病理改变是肿瘤细胞以血管为中心浸润伴黏膜增生肥厚及黏膜腺体破坏,并伴随显著的凝固性坏死及骨质侵蚀。凋亡小体可散在出现,常见纤维蛋白沉积于血管壁。NK/T细胞淋巴瘤多数与EB病毒(Epstein-Barr virus,EBV)感染有关,因此免疫组织化学EBV阳性。同时也常表达CD2、CD3及CD56。原位杂交法检测EBV编码的早期RNAs(EBER)可证实诊断。

【影像学表现】

鼻腔和鼻窦NK/T细胞淋巴瘤早期仅表现为鼻黏膜增厚,一般单侧发病,多发生于下鼻甲及鼻中隔前部或鼻腔前部。肿瘤细胞沿鼻黏膜弥漫浸润、铸型生长,可透过鼻中隔累及对侧鼻腔,鼻中隔前部两侧呈非对称性组织肥厚,易向前浸润鼻背、鼻翼及面部皮肤,皮肤明显增厚,皮下脂肪间隙消失,这是淋巴瘤的一个特征性影像学表现。肿瘤可向上蔓延,累及筛窦、蝶窦、眼眶;向后蔓延,累及鼻咽;向外蔓延,累及上颌窦,范围广泛时可累及颞下窝及翼腭窝。相对于多个解剖结构受累的软组织显著病变,骨质改变较轻,呈特征性的渗透性骨破坏,即筛孔样、虫蚀样、虚线样改变,骨质无明显移位,但肿瘤组织已突破骨性结构广泛蔓延。鼻腔和鼻窦淋巴瘤多为不完全性骨质破坏,仍保留骨膜,经治疗后可重新骨化。

1. **CT表现**　淋巴瘤多呈中等密度,内可见不成形坏死组织及并发的炎症形成的低密度影,病变整体密度不均匀。增强扫描肿瘤低或中度强化,坏死区及炎性积液不强化。

2. **MRI表现**　肿块T_1WI呈等或稍低信号,T_2WI呈等或稍高信号,增强扫描呈轻中度强化。与T_2WI高及明显强化的正常鼻甲黏膜相比,病变的信号低。肿瘤黏膜面不光滑,组织缺损、出血坏死可呈混杂信号、增强扫描不强化。T_2WI及增强易将肿瘤与其伴发的炎症进行鉴别,更准确地显示病变范围,尤其对发现鼻外结构的侵犯更有优势。对于显示特征性的渗透性骨质破坏,MRI不如CT,但能较早发现颅底等部位的骨髓肿瘤浸润,表现为黄骨髓的脂肪高信号被软组织信号取代。DWI表现为恶性肿瘤的特征,明显弥散受限,DWI呈高信号,ADC值较低;有研究报告淋巴瘤ADC值约$(0.61±0.44)×10^{-3}mm^2/s$,与其核质比高及肿瘤细胞排列紧密有关。动态增强TIC多为平台型或流出型。

【典型病例】

病例1　患者,男,59岁,鼻塞1个月,右侧鼻出血半个月。诊断为右侧鼻NK/T细胞淋巴

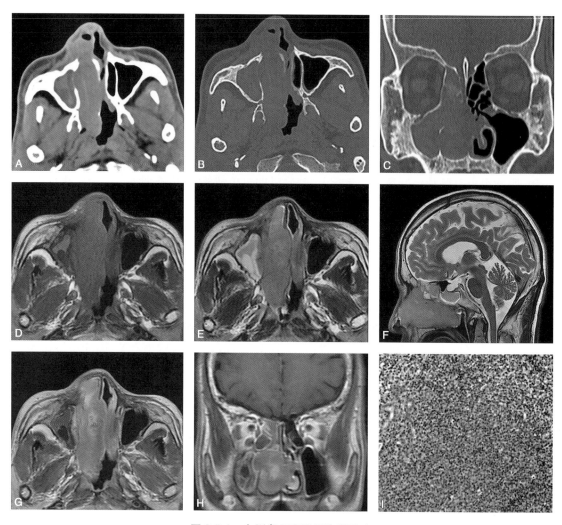

图 8-5-1　右侧鼻 NK/T 细胞淋巴瘤

CT 轴位软组织窗(A)、轴位骨窗(B)及冠状位骨窗(C)示右侧鼻腔、筛窦及上颌窦软组织密度影,密度与肌肉相近,右下鼻甲肥大,鼻部软组织肿胀、皮下脂肪密度增高,上颌窦壁、鼻中隔、中下鼻甲骨质破坏,呈虚线样骨质破坏;MR 轴位 $T_1WI(D)$、轴位 $T_2WI(E)$ 及矢状位 $T_2WI(F)$ 示病变呈 T_1WI 等、T_2WI 稍高信号,边界不清,增强后轴位(G)、冠状位(H)示变中等不均匀强化,右侧上颌窦为炎症改变;镜下病理(I)示肿瘤细胞弥漫浸润于固有组织中,细胞多形性明显,伴有大片坏死(HE,×100),提示结外 NK/T 细胞淋巴瘤。

瘤,见图 8-5-1。

　　病例 2　患者,男,54 岁,外鼻肿胀,疼痛 1 个月。诊断为左侧鼻 NK/T 细胞淋巴瘤,见图 8-5-2。

【诊断思路与鉴别诊断】

　　与影像学表现有关的鼻腔和鼻窦 NK/T 细胞淋巴瘤主要病理改变:起源于黏膜上皮,小圆形肿瘤细胞排列紧密,沿黏膜下或皮肤淋巴管向周围组织弥漫浸润生长,特别是鼻背及面部软组织受累;以血管为中心浸润,组织肥厚和显著地凝固性坏死可形成组织缺损;渗透性骨质侵蚀破坏,骨质推移不明显,肿瘤不受解剖界面的限制。

　　CT 图像特点:淋巴瘤是一种小圆细胞恶性肿瘤,细胞排列紧密,所以多呈等密度,增强扫描轻中度强化。鼻腔和鼻窦 NK/T 细胞淋巴瘤为鼻前部中线区软组织弥漫性浸润病变,呈铸

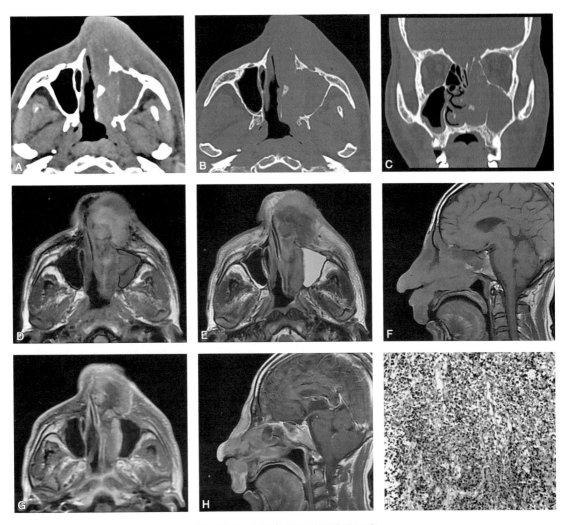

图 8-5-2 左侧鼻 NK/T 细胞淋巴瘤

CT 轴位软组织窗(A)、轴位骨窗(B)及冠状位骨窗(C)示左侧鼻腔、筛窦、上颌窦软组织密度影,密度与肌肉相近,右下鼻甲肥大,鼻部软组织肿胀、皮下脂肪密度增高,骨质破坏呈虚线样,轮廓隐约可见;MR 轴位 $T_1WI(D)$、轴位 $T_2WI(E)$ 及矢状位 $T_1WI(F)$ 示病变呈混杂信号,以 T_1WI 等、T_2WI 稍高信号为主,内见大片 T_1WI 高、T_2WI 低出血坏死信号,病变边界不清;增强后轴位(G)、矢状位(H)示肿瘤呈不均匀强化,坏死区不强化,局部组织缺损;左侧上颌窦为炎症改变;镜下病理(I)示肿瘤细胞弥漫浸润于固有组织中,细胞多形性明显,伴有大片坏死(HE,×100),提示结外 NK/T 细胞淋巴瘤。

型生长,不受解剖界面限制,可累及鼻背及邻近面部皮肤及周围结构,渗透性骨质破坏为典型表现。

MRI 图像特点:由于恶性小圆细胞排列紧密、核质比高、T_1WI 和 T_2WI 呈等信号、轻中度强化、DWI 弥散受限,出血坏死使信号不均匀、组织缺损,常广泛累及多个解剖结构;动态增强 TIC 多为平台型或流出型。

二、弥漫大 B 细胞淋巴瘤

【简介】

弥漫大 B 细胞淋巴瘤(diffuse large B cell lymphoma)多发生于鼻窦,中老年人多见,男性居多。早期病灶向窦腔生长,无特异性症状,很难发现,通常当病灶长得相当大后引起鼻部或头颈部其他症状时才来就诊。患者的主要症状为鼻塞、出血、眶周肿胀、复视、头痛、面部麻木、牙龈肿胀、颈部肿块等,很少伴有发热、盗汗、体重减轻等全身症状。

【病理基础】

1. **大体检查** 多见于鼻窦,常为完整黏膜下肿块,少见坏死、溃疡。病变呈膨胀性生长,对周围邻近组织有压迫表现,同时有渗透性骨质破坏和侵袭性骨质破坏,侵犯周围组织。

2. **镜下表现** 黏膜间质可见密集的大或中等大小的淋巴细胞浸润,肿瘤细胞可呈现中心母细胞或免疫母细胞样外观。少数病例有血管及淋巴管侵犯。肿瘤细胞表达全 B 细胞标记(如 CD19、CD20、CD79a)。

【影像学表现】

多位于鼻窦,膨胀性生长,呈类圆形或不规则形,相对较局限,边界较清楚,对邻近解剖结构既有浸润包绕,又有推移。

1. **CT 表现** 呈较均匀的中等密度软组织肿块,侵蚀性骨质破坏中断,轻度推移骨质,可侵犯包绕、推移邻近结构,当病变靠近鼻腔前部时,也会出现鼻翼、鼻背的皮肤肿胀、增厚,皮下脂肪层消失。增强扫描轻中度均匀强化。

2. **MRI 表现** T_1WI 呈等或稍低信号,T_2WI 呈等或稍高信号,信号较均匀,边界较清,可见膨胀性生长,侵犯邻近结构。增强扫描呈较均匀轻中度强化,有时病灶内及周边可见线状残留黏膜强化。DWI 表现为恶性肿瘤的特征,明显弥散受限,DWI 呈高信号,ADC 值较低。动态增强 TIC 亦多为平台型或流出型。

【典型病例】

病例 3 患者,男,83 岁,双侧鼻塞 2 年,左侧鼻涕中带血 1 周。诊断为左侧鼻腔弥漫大 B 细胞淋巴瘤,见图 8-5-3。

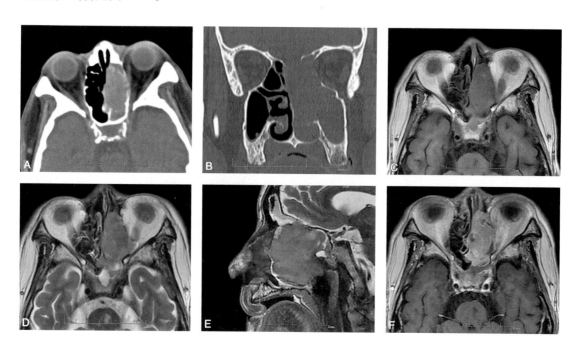

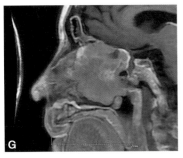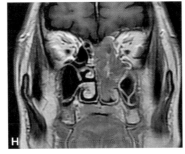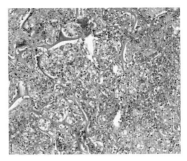

图 8-5-3 左侧鼻腔弥漫大 B 细胞淋巴瘤

CT 轴位软组织窗(A)、冠状位骨窗(B)示左侧鼻腔、筛窦内中等密度软组织影,呈膨胀性生长,左侧下鼻甲、上颌窦口、筛窦及前颅底骨质破坏;MR 轴位 $T_1WI(C)$、轴位 $T_2WI(D)$ 及矢状位 $T_2WI(E)$ 示病变呈较均匀 T_1WI 等信号、T_2WI 稍高信号,边界较清楚;增强后轴位(F)、矢状位(G)及冠状位(H)示肿瘤中等强化,内部线状明显强化,考虑为残留黏膜。左侧上颌窦为炎症改变。镜下病理(I)示肿瘤细胞弥漫浸润于固有组织中,细胞多形性明显,伴有大片坏死(HE,×100),结合免疫组织化学诊断为弥漫大 B 细胞淋巴瘤。

病例 4 患者,女,36 岁,左侧眼肿胀半个月,偶有涕中带血。诊断为左侧鼻弥漫大 B 细胞淋巴瘤,见图 8-5-4。

【诊断思路及鉴别诊断】

与影像学表现有关的弥漫大 B 细胞淋巴瘤的主要病理改变:常为完整黏膜下肿块,少见坏死、溃疡;呈膨胀性生长,对周围邻近组织及骨质有压迫及侵蚀。小圆形肿瘤细胞排列紧密。

CT 图像特点:肿瘤细胞排列紧密,少见坏死、溃疡,所以多呈较均匀的等密度,增强扫描轻中度强化。黏膜下膨胀性生长的方式,使得病灶边界较清楚。对周围结构兼有浸润包绕和推移,对骨质的破坏兼有侵袭性和轻度推移。

MRI 图像特点:小圆细胞排列紧密、核质比高,T_1WI 及 T_2WI 呈等信号、轻中度强化,而且较均匀;DWI 弥散受限。MRI 更好地显示病变范围和内部结构特征。

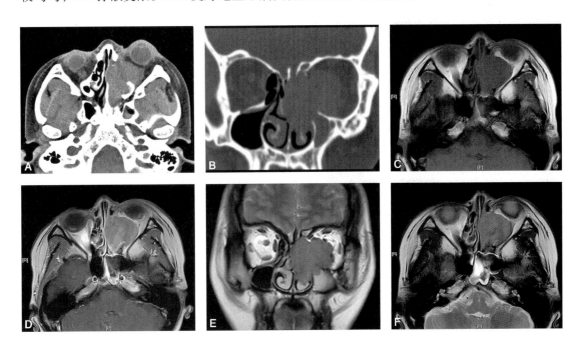

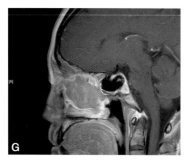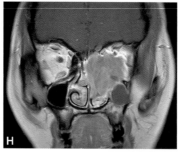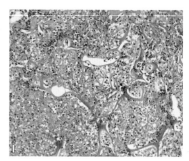

图 8-5-4 左侧鼻弥漫大 B 细胞淋巴瘤

CT 轴位软组织窗(A)、冠状位骨窗(B)示左侧鼻腔、筛窦及上颌窦内均匀中等密度软组织影,呈膨胀性生长,左侧下鼻甲、上颌窦口、筛窦、眶壁、前颅底及鼻中隔骨质破坏,病变侵犯左侧眼眶,包绕并推移眼外肌,左侧眼球受压外突;MR 轴位 T_1WI(C)、轴位 T_2WI(D)及矢状位 T_2WI(E)示病变呈较均匀 T_1WI 等、T_2WI 等信号,边界较清楚;增强后轴位(F)、矢状位(G)及冠状位(H)示肿瘤呈中等强化,内部线状明显强化,考虑为残留黏膜。左侧上颌窦为炎症改变。镜下病理(I)示肿瘤细胞弥漫浸润于固有组织中,细胞多形性明显,伴有大片坏死(HE,×100),结合免疫组织化学诊断为弥漫大 B 细胞淋巴瘤。

第六节 嗅神经母细胞瘤

【简介】

嗅神经母细胞瘤(olfactory neuroblastoma)是一种起源于鼻腔嗅上皮神经嵴的肿瘤,2017年 WHO 头颈部肿瘤分类中将其列为神经外胚叶/黑色素细胞性肿瘤,约占鼻恶性肿瘤的3%～5%。本病可发生于任何年龄,有 11～20 岁和 51～60 岁两个发病高峰,男女发病率基本一致。嗅神经母细胞瘤发病部位与嗅黏膜分布区一致,较典型部位为鼻腔上部、筛窦顶部,偶尔可见于中鼻甲、上颌窦、蝶窦、鼻咽等部位,这是由于嗅神经上皮异位于此所致。当病变首发于鼻腔上部、筛窦顶部时,肿瘤易以此为中心向周围侵犯,易侵犯筛窦、眼眶、颅前窝。嗅神经母细胞瘤恶性程度不及其他神经母细胞瘤,大多生长缓慢。

临床上疾病早期症状比较隐匿,随着病变发展可逐渐出现鼻部症状,如鼻出血、鼻塞、嗅觉减低或丧失,嗅觉减低或丧失被认为对本病有所提示。肿瘤进一步生长,可破坏眼眶及颅前窝底,出现眼外突、视力下降、眼球运动障碍、头痛、颅内压增高等相应症状。远处转移较为常见,最常见转移部位为颈部淋巴结,其次为肺、胸膜、中枢神经系统等。

Kadish 将本病分为 3 期:Ⅰ期肿瘤局限于鼻腔,Ⅱ期肿瘤已侵入 1 个或数个鼻窦,Ⅲ期肿瘤超出鼻腔或鼻窦,侵入眼眶、颅内,或已有颈淋巴结或远处转移。CT、MR 检查有助于清楚显示肿瘤骨质破坏情况及侵犯范围,对病变分期有很大的临床意义。患者的预后与首次检查时病变范围相关,放射治疗和/或手术治疗为本病的主要治疗手段,5 年生存率达 50% 以上。

【病理基础】

1. 大体检查 肿瘤大体呈灰红色,为血管丰富的息肉状肿物,质地较软或较脆,触之易出血。直径可小于 1cm,也可大至充满整个鼻腔并蔓延至鼻窦、眼眶或颅腔,颅内外沟通病变呈"哑铃状"。

2. 镜下表现 肿瘤位于黏膜下层,呈巢状或分叶状生长于纤维血管间质之中。肿瘤细胞大小形态一致,以小圆细胞为主,核大,胞质稀少,染色质粗细不等、散在分布,细胞核呈"椒盐样",核仁不明显,核分裂少见。细胞聚集呈"菊花团"样改变。瘤内血管增生明显,呈祥网状或血管瘤样结构。嗅神经母细胞瘤在组织学上可分成4级,Ⅰ级分化最好,Ⅳ级分化最差。免疫组织化学染色瘤细胞可表达 NSE、Syn、Neu 及Ⅲ类 β 微管蛋白及相关蛋白,对于确诊及鉴别诊断具有重要意义。

【影像学表现】

肿瘤好发于鼻腔上部中线(嗅神经分布区),病变范围较小时,病变可沿鼻中隔呈条形软组织病变,少数可异位发生于蝶窦、鼻咽部,单侧或双侧发病。随着病变进展,病变位于鼻腔上部、筛窦顶,呈形态不规则的软组织肿块,边界不清,并可向眼眶内侧及颅前窝侵犯,侵犯颅前窝底呈典型的"哑铃状"表现。

1. CT 表现　肿瘤呈不规则形软组织密度,密度均匀或不均匀,少数伴钙化。轻中度膨胀性骨质破坏,局部鼻腔和/或鼻窦扩大,鼻中隔移位,同时有渗透性骨质破坏,极少数生长较慢者可伴有骨质增生硬化。病变常侵犯鼻窦、眼眶或颅内。

2. MRI 表现　T_1WI 呈等或稍低信号,T_2WI 呈等或稍高信号,多数病变信号均匀,少数信号不均匀,内有小囊变坏死;增强后中度强化,囊变坏死区无强化。增强扫描有助于区分肿块与窦腔内潴留液或阻塞性炎症、判断硬脑膜或脑实质是否受侵,嗅神经母细胞瘤侵犯脑实质者周围可出现囊性变,被认为是区别于其他鼻腔肿瘤较特异的征象。DWI 表现为恶性肿瘤的特征,明显弥散受限,DWI 呈高信号,ADC 值较低,与其核质比高及肿瘤细胞排列紧密有关。

【典型病例】

病例1　患者,女,71 岁,左侧渐进性鼻塞 6 个月,左侧眶周疼痛伴溢泪、视物模糊 2 周。诊断为左侧鼻腔嗅神经母细胞瘤,见图 8-6-1。

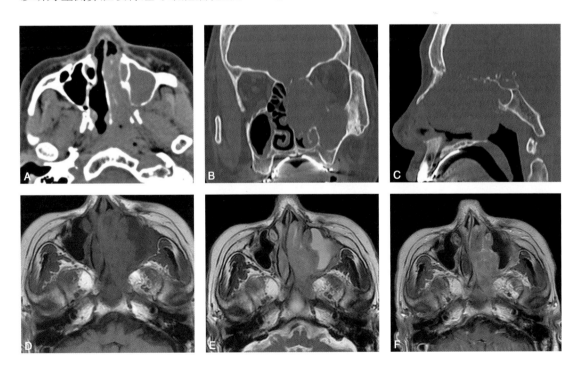

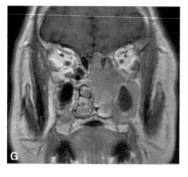
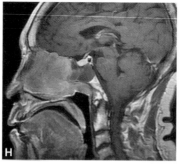
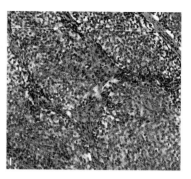

图 8-6-1　左侧鼻腔嗅神经母细胞瘤

CT 轴位软组织窗(A)、冠状位骨窗(B)及矢状位骨窗(C)示左侧鼻腔、筛窦、上颌窦内软组织密度影,窦壁、鼻甲、左眶内下壁及颅前窝底虚线样骨质破坏、略移位,病变侵犯左侧眼眶、翼腭窝及左侧上颌窦后脂肪间隙;MRI 轴位 T_1WI(D)、轴位 T_2WI(E)示病变呈 T_1WI 等信号、T_2WI 等信号,边界不清;增强后轴位(F)、冠状位(G)及矢状位(H)示变轻中度强化。病变侵犯左侧眶、颅前窝底、翼腭窝及左侧上颌窦。可见左侧上颌窦合并炎症改变。镜下病理(I)示肿瘤组织弥漫分布,细胞呈小圆形,有向上皮分化的倾向,可形成"菊形团"结构(HE,×100),提示嗅神经母细胞瘤(Ⅰ级)。

　　病例 2　患者,男,61 岁,鼻塞伴头部闷胀感半年,嗅觉丧失,血涕。诊断为双侧鼻腔和鼻窦嗅神经母细胞瘤,CT 和 MRI 表现见图 8-6-2。

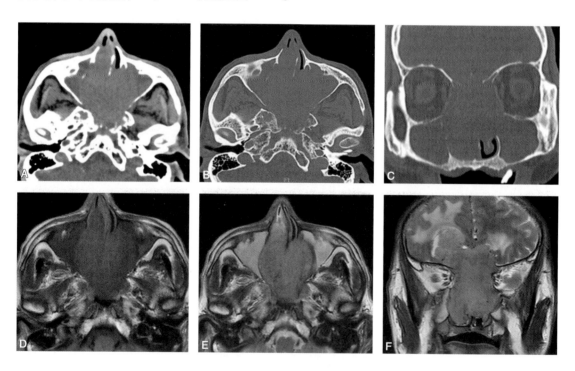

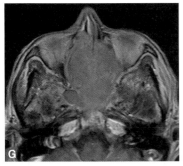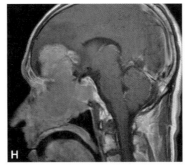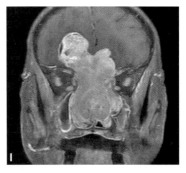

图 8-6-2　双侧鼻腔和鼻窦嗅神经母细胞瘤

CT 轴位软组织窗(A)、轴位骨窗(B)及矢状位骨窗(C)示双侧筛窦、蝶窦、鼻腔及上颌窦充满密度增高影,以均匀等密度为主,广泛骨质侵袭破坏,并见虚线样残留骨壁略移位;肿块侵犯颅前窝底、双眶及双侧翼腭窝;MRI 轴位 $T_1WI(D)$、轴位 $T_2WI(E)$ 及冠状位 $T_2WI(F)$ 示病变呈 T_1WI 等信号、T_2WI 等信号,侵犯前颅底向颅内生长,颅内外病变呈"哑铃状",颅内部分周围可见 T_1WI 低信号、T_2WI 高信号的囊变区,周围脑实质水肿;增强后轴位(G)、冠状位(H)及矢状位(I)示病变中度强化。双侧上颌窦合并炎症。

病例 3　患者,女,71 岁,左侧鼻塞半年。诊断为左侧鼻腔和鼻窦嗅神经母细胞瘤,CT 和 MRI 表现见图 8-6-3。

【诊断思路及鉴别诊断】

与影像学表现相关的嗅神经母细胞瘤的主要病理特点:肿瘤好发于鼻腔上部中线嗅黏膜分布区,呈膨胀性、侵袭性生长,易向眶内、颅内侵犯,颅内外肿瘤形成"哑铃状"特征性外观,颅内部分边缘囊变,也可能是继发的蛛网膜囊肿,有一定特点。肿瘤位于黏膜下,属小圆细胞恶性肿瘤,核质比高、细胞排列紧密。

CT 图像特点:肿瘤细胞排列紧密,少见坏死,多呈较均匀的等密度,增强扫描轻中度强化。瘤细胞于黏膜下膨胀性生长,同时浸润破坏周围结构。病灶边界欠清楚。对周围结构浸润包绕并推移,对骨质的破坏兼有渗透性破坏及侵袭性破坏,并有轻度推移。

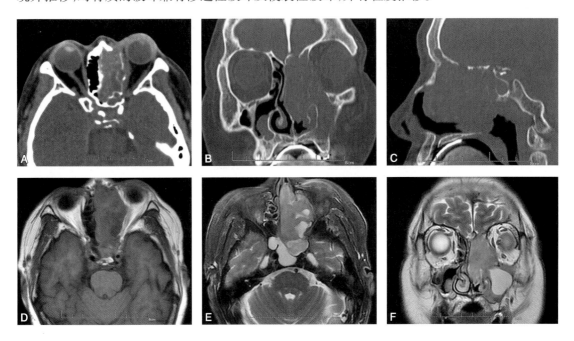

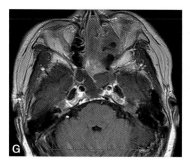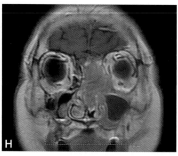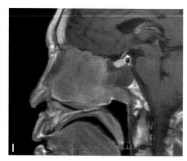

图 8-6-3　左侧鼻腔鼻窦嗅神经母细胞瘤

CT 轴位软组织窗(A)、冠状位骨窗(B)及矢状位骨窗(C)示左侧鼻腔和鼻窦充满密度增高影,以等密度为主,广泛骨质侵袭破坏、膨胀移位,并见虚线样渗透性骨破坏,侵犯颅前窝底、左侧眼眶;MRI 轴位 $T_1WI(D)$、轴位 $T_2WI(E)$ 及冠状位 $T_2WI(F)$ 示病变呈 T_1WI 低信号、T_2WI 高信号,增强后轴位(G)、冠状位(H)及矢状位(I)示病变轻度强化。左侧筛窦残留蜂房、左侧上颌窦及双侧蝶窦积液。

MRI 图像特点:小圆细胞排列紧密、核质比高,T_1WI 及 T_2WI 呈等信号、轻中度强化,而且比较均匀;DWI 弥散受限。MRI 更好地显示病变范围和内部结构特征。

第七节　黑色素瘤

【简介】

鼻腔鼻窦黑色素瘤(sinonasal mucosal melanoma)起源于鼻腔和鼻窦黏膜中由胚胎时期的神经嵴细胞分化而来的黑色素细胞,是一种比较少见的、具有侵袭性的恶性肿瘤,在鼻腔和鼻窦肿瘤性病变中占比不足 4%。鼻腔和鼻窦是头颈部黑色素瘤的好发部位,鼻腔较鼻窦更常见,尤以鼻中隔前部最为常见,其次为中鼻甲、下鼻甲;上颌窦是鼻窦中最常见部位,约占80%,其次为筛窦。多为单发,也可多发;多数为有色素性黑色素瘤,10%~30%为无色素性黑色素瘤。发病年龄多在 50~80 岁,无明显性别差异。

临床以渐进性单侧鼻阻塞、血性腐臭分泌物为首发症状,无特异性,易误诊和漏诊,故患者就诊时病变往往较大。常侵犯眼眶、颅底而出现相应症状,如头痛、复视、眼球移位。鼻内镜下肿块可因黑色素含量的不同呈不同颜色,但质脆和易出血为共同特征。由于头颈部血供及淋巴引流十分丰富,发生在该处黏膜的黑色素瘤比皮肤黑色素瘤侵袭性强、进展快,预后差,早期即可转移,术后复发率高,病程为 3~24 个月。淋巴结转移以颌下及颈部淋巴结为主,血行转移以肺、肝、脑转移多见。

【病理基础】

1. 大体检查　根据瘤细胞胞质内黑色素的量将黑色素瘤分为色素型和无色素型,无色素型约占 1/3。因色素含量的不同肿瘤呈黑色、黑褐色、灰黑色、棕色或暗红色等,色泽不均,无色素和含微量黑色素者可表现为粉红色。少数见暗灰色假膜,常伴有溃疡或糜烂,切面呈灰色或灰黑色,质地较细腻,中等硬度。

2. 镜下表现　镜下细胞形态各异、大小不等,由上皮样细胞、梭形细胞、浆细胞样细胞或多核瘤巨细胞构成。核异型性明显,核浆比高,有 1~3 个嗜酸性大核仁,核分裂多见,为 1~3 个/高倍镜视野。胞浆呈嗜酸性,可见散尘灶状黑色素颗粒。细胞排列呈巢团状、腺样、裂隙状或弥散分布,或绕血管呈袖套样排列。肿瘤组织中,出血、坏死常见。有 40% 的病例可见脉管及神经侵犯。免疫组织化学染色瘤细胞显示 S-100 及 HMB45 阳性,melan-A 多为阳性,CK 及 EMA、Desmin 及 Myoglobin 均为阴性。

【影像学表现】

鼻腔尤其是鼻中隔前部是鼻腔和鼻窦黑色素瘤最好发部位,其次为中鼻甲、下鼻甲。鼻窦以上颌窦最常见,其次为筛窦,多为单发。

鼻腔和鼻窦黑色素瘤呈不规则形或息肉状,膨胀性、侵袭性生长。

1. CT表现　鼻腔和鼻窦内不规则或息肉状软组织密度肿块,呈膨胀性生长,内部密度均匀或不均匀,高于鼻甲,一般无钙化,坏死囊变相对少见,周围组织受侵,邻近骨质溶骨性破坏、残留骨可受推压移位,无明显硬化,鼻中隔破坏相对少见。病变进展较快,多数肿瘤体积较大或有邻近结构浸润。增强扫描多表现为不均匀的中重度强化。

2. MRI表现　肿瘤内黑色素含量不同,MRI信号表现不一样,黑色素含量越多,顺磁性效应越明显,其MRI表现越具有特异性:即T_1WI呈高信号,T_2WI呈低信号,增强扫描明显强化。当肿瘤较小且含黑色素丰富时,多具备上述典型信号特征;当肿瘤较大时,黑色素含量和均质性不同,信号变化很大,多表现为混杂信号,T_1WI以等信号为主,T_2WI以高信号为主,局部斑片、条状T_1WI高信号、T_2WI低信号代表了特征性的黑色素细胞聚集区。病变内坏死出血时信号混杂,表现出不同时期出血的信号特征。少数无黑色素型者,T_1WI呈低信号,T_2WI呈高信号,增强后病变呈不均匀强化。由于典型病变在平扫T_1WI上即为高信号,肉眼观察有时难以准确判断病变有无强化,动态增强TIC能更好地观察病变的强化程度和方式,多呈速升-缓降型。DWI呈高信号,ADC图呈低信号,为弥散受限,表明肿瘤组织结构较致密。黑色素瘤易沿着神经周围向头颈部转移,MRI易于发现。

【典型病例】

病例1　患者,女,59岁,左侧鼻背部青肿并左侧鼻塞3个月。诊断为左侧鼻黑色素瘤,见图8-7-1。

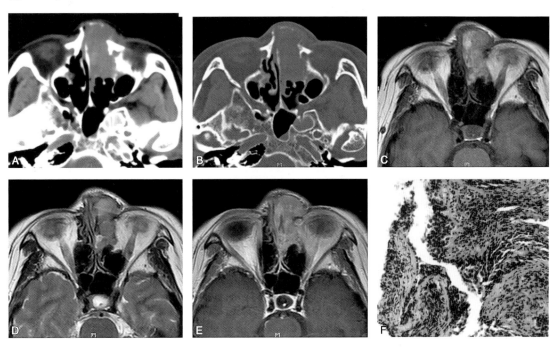

图8-7-1　左侧鼻黑色素瘤

CT平扫轴位软组织窗(A)示左侧鼻腔前部及筛窦不规则形膨胀性生长软组织密度肿块,密度欠均匀,骨窗(B)示邻近骨质溶骨性破坏、残留骨推压移位;MR T_1WI(C)病变呈不均匀高信号,T_2WI(D)呈高低混杂信号,增强T_1WI(E)病变中度强化;镜下病理(F)示肿瘤细胞位于黏膜下,排列呈小巢状或散在分布,核仁明显(HE,×100)。

病例2 患者,男,54岁,右侧鼻腔持续性鼻塞,涕中带血2年。诊断为右侧鼻腔黑色素瘤,见图8-7-2。

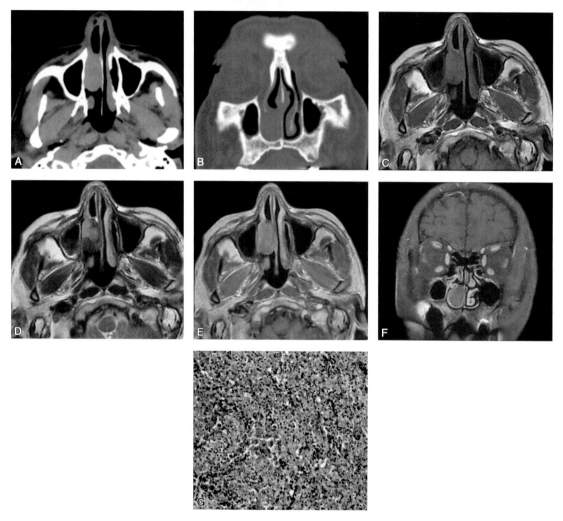

图8-7-2 右侧鼻腔黑色素瘤

CT平扫轴位软组织窗(A)示右侧下鼻甲软组织密度肿块,边缘较光滑,冠状位骨窗(B)示下鼻甲骨质溶骨性破坏;MRI轴位T$_1$WI(C)病变呈高低混杂信号,轴位T$_2$WI(D)病变呈高低混杂信号,增强扫描(E、F)病灶呈轻中度强化;镜下病理(G)示瘤细胞呈圆形,细胞核呈卵圆形,可见核仁,核分裂易见,巢状排列,局灶色素沉着(HE,×100)。

病例3 患者,男,58岁,左侧鼻塞伴头部闷胀感2个月。诊断为左侧上颌窦黑色素瘤,见图8-7-3。

【诊断思路及鉴别诊断】

鼻腔和鼻窦黑色素瘤常见于老年人,好发于单侧鼻中隔前部、中鼻甲、下鼻甲、上颌窦或筛窦。肿块内黑色素具有顺磁性效应,MRI呈特征性的T$_1$WI高信号、T$_2$WI低信号,是诊断的重要线索。肿瘤组织侵袭性生长,细胞排列紧密,血管丰富,常见出血坏死也是与影像学表现有关的病理特点。

CT图像特点:病变呈软组织密度,密度高于下鼻甲,伴出血坏死时可不均匀,无钙化。膨

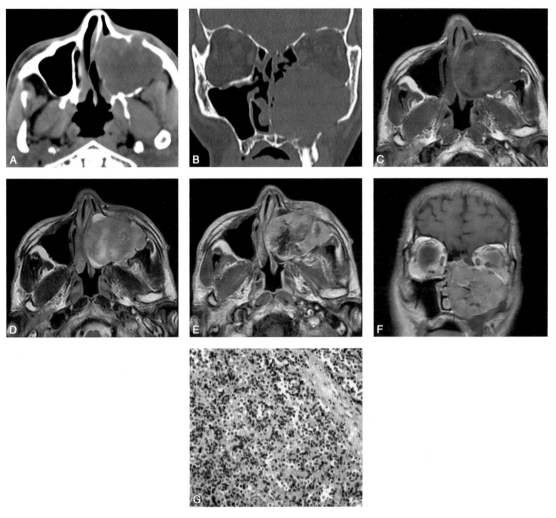

图 8-7-3　左侧上颌窦黑色素瘤

CT 平扫轴位软组织窗(A)示左侧鼻腔、上颌窦及筛窦不规则膨胀性生长软组织密度肿块,密度欠均匀,邻近骨质溶骨性破坏(B);MRI 示左侧上颌窦内一不规则混杂信号包块,侵犯筛窦及鼻腔,轴位 $T_1WI(C)$ 病变呈高低混杂信号,轴位 $T_2WI(D)$ 病变呈高低混杂信号,增强轴位、冠状位 $T_1WI(E、F)$ 病变呈轻中度不均匀强化;镜下病理(G)可见瘤细胞呈小圆形,异型明显,核分裂易见,排列呈巢片状(HE,×100)。

胀性生长、溶骨性骨质破坏伴骨质推移,侵犯邻近结构。增强后不均匀中重度强化。

　　MRI 图像特点:含黑色素成分较多病灶,表现为 T_1WI 高信号,T_2WI 低信号。黑色素含量较低,较大肿瘤多呈混杂信号,T_1WI 以等信号为主,T_2WI 以高信号为主,注意观察病变内有无局部 T_1WI 高信号、T_2WI 低信号,并与出血相鉴别,增强后肿块不均匀强化,TIC 多呈速升-缓降型。DWI 黑色素瘤多呈高信号,ADC 图呈低信号,ADC 值约为 $(0.88\pm0.45)\times10^{-3}mm^2/s$。有研究报告黑色素瘤的 T_1WI 信号均高于脑灰质;另有研究提出鼻腔黑色素瘤的 T_1WI 信号特点,发现病灶中高信号、低信号间隔影有助于对其鉴别诊断。

第八节 横纹肌肉瘤

【简介】

横纹肌肉瘤(rhabdomyosarcoma)起源于向横纹肌分化的原始间叶细胞,由不同分化程度的横纹肌母细胞构成,是一种罕见的、高度恶性的肿瘤。横纹肌肉瘤可以发生于任何部位,以头颈部最常见,约占40%,约20%发生于鼻腔、鼻窦和鼻咽。横纹肌肉瘤以儿童和青少年常见,约2/3患者小于6岁,是儿童最常见的肉瘤,占儿童软组织肿瘤的50%,只有约7%的患者在20岁后发病。男性稍多于女性。

鼻腔和鼻窦横纹肌肉瘤可发生于鼻窦任何部位,多累及单侧鼻腔及多个鼻窦,以蝶筛区多见,其次是上颌窦,也可双侧受累,呈侵袭性生长,累及范围较广,易侵犯颅内,造成瘤细胞在蛛网膜下腔播散。本病临床上起病急、进展快,常见症状是鼻塞、鼻出血,其他还有嗅觉减退、上颌麻木、牙齿松动、脱落等;病变常蔓延至眼眶、颅底,甚至进入颅内,出现眼球突出、复视、视力减退、头痛及脑神经受累症状等。

【病理基础】

WHO(2017)头颈部肿瘤分类中,将横纹肌肉瘤分为4个亚型:胚胎性横纹肌肉瘤、腺泡状横纹肌肉瘤、多形性横纹肌肉瘤(成人型)和梭形细胞横纹肌肉瘤。

胚胎性横纹肌肉瘤最常见,约占50%~60%,多发生在婴幼儿,好发于头颈部,肿物与周围组织边界不清,切面呈鱼肉状,颜色苍白或棕灰色,质软。胚胎性横纹肌肉瘤由原始小圆形细胞和不同分化的横纹肌母细胞以不同比例组成,瘤细胞形态、分化不一,可见富瘤细胞的密集区与瘤细胞稀少呈疏松结构的黏液样区间隔存在,间质血管丰富。

腺泡状横纹肌肉瘤较胚胎性横纹肌肉瘤少见,占21%,多见于成年人,此型恶性程度高,较少发生在头颈部,预后最差。肿物切面呈灰白色或棕黄色,质硬。镜下有典型的纤维血管间隔,分化差的瘤细胞沿着纤维间隔排列呈腺泡状、管状结构,此型恶性程度高,预后差。

多形性横纹肌肉瘤(成人型)最少见,仅约占1%,该型多发生于成人四肢,头颈部罕见。以发育后期的横纹肌母细胞为主要成分,胞质嗜酸性,细胞异型性明显,极向紊乱。

梭形细胞横纹肌肉瘤肿瘤切面呈编织状,棕灰色或黄色,质硬。镜下主要由具有轻度非典型性的梭形细胞呈束状排列,与纤维肉瘤和平滑肌肉瘤相似。高倍镜下可见2种细胞形态,多为梭形细胞,胞质丰富红染,有卵圆形或更细长的核,核深染,核仁不明显或有一个小核仁,另可见少量核染色质较深,核仁明显,具有较多量胞质红染的横纹肌母细胞。

免疫组织化学染色中,瘤细胞表达骨骼肌的特异蛋白,如结蛋白(desmin)和肌红蛋白(myoglobin)。部分病例CD99阳性表达。

【影像学表现】

好发于儿童及青少年患者。病灶呈单侧或双侧鼻腔及多个鼻窦广泛侵袭的软组织肿块,形态不规则,边界不清楚,进展迅速,短期可侵犯眼眶、翼腭窝、颅底等结构,甚至蔓延至颅内。

1. CT表现 病灶形态不规则,边界不清楚,平扫病变密度与肌肉近似或稍低,相对较均匀,少数可伴有囊变、坏死或出血,极少数病例可见钙化,增强后不均匀强化。溶骨性骨质破坏的表现提示病变呈侵袭性生长,恶性程度高。

2. MRI表现 与脑实质相比,T_1WI呈等或稍低信号,T_2WI呈等或稍高信号,信号欠均匀,少数肿瘤有囊变、坏死或出血,增强后呈中度不均匀强化,典型强化特点为线状、环状及葡萄状。DWI 呈高信号，ADC 图呈低信号，有研究报告其平均 ADC 值为（0.59±0.08）×10^{-3}mm^2/s，明显低于文献报告中鼻腔和鼻窦良恶性肿瘤鉴别诊断的 ADC 阈值，可能是因为肿瘤细胞排列紧密及周围黏液基质使得水分子的扩散运动受限。动态增强 TIC 呈速升-缓降型或速升-速降型。

【典型病例】

病例 1　患儿，女，6 岁，双侧鼻塞伴流血水半个月。诊断为鼻腔鼻窦胚胎性横纹肌肉瘤，见图 8-8-1。

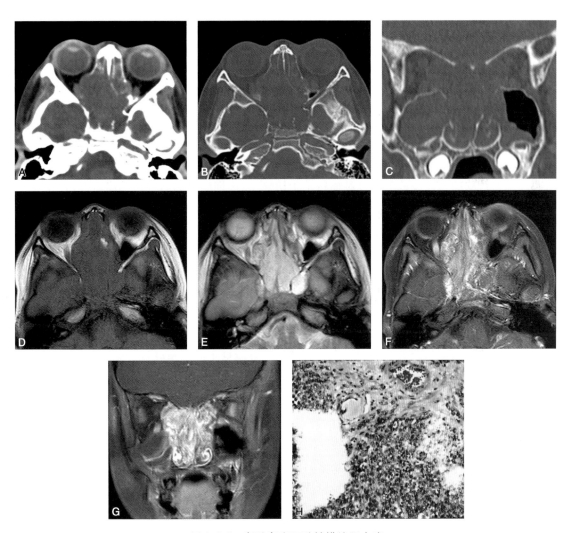

图 8-8-1　鼻腔鼻窦胚胎性横纹肌肉瘤

CT 平扫轴位软组织窗（A）示双侧筛窦、蝶窦、鼻腔内不规则软组织影，边界不清，呈较均匀稍低密度，侵犯眼眶，轴位及冠状位骨窗（B、C）示病变区广泛溶骨性骨质破坏，颅底骨质破坏；MRI 轴位 T$_1$WI（D）病变呈稍低信号，轴位 T$_2$WI（E）呈高信号，增强轴位、冠状位 T$_1$WI（F、G）增强后肿块不均匀明显强化，病变侵犯双侧眼眶、前颅底及右侧海绵窦；镜下病理（H）可见瘤细胞胞浆少，染色深，大小较一致，排列呈巢状、条索状，见出血坏死区，间质疏松（HE，×100）。

【诊断思路及鉴别诊断】

横纹肌肉瘤以儿童及青少年患者、进展迅速为临床特征，好发于蝶筛区、累及多个鼻腔和鼻窦,病变边界不清、形态不规则,CT 上病变密度与肌肉近似或稍低,MRI 上病变呈 T_1WI 稍低、T_2WI 稍高信号,增强后中等不均匀强化,溶骨性骨质破坏,伴有颅底及眼眶等邻近结构广泛受累。DWI 呈高信号,ADC 图呈低信号。动态增强 TIC 呈速升-缓降型或速升-速降型,具有上述特点者应考虑到横纹肌肉瘤可能。

CT 能够很好地显示肿瘤对邻近骨质的破坏情况,为病变的定性提供一定帮助,但 CT 对肿瘤内部改变及其累及范围的评价不够准确,MRI 的软组织分辨率高,能够更好地显示肿瘤内部信号及其周围受累结构的改变,尤其是增强后脂肪抑制扫描能够更清晰地显示病变周围结构的受累情况,对病变的诊断及临床分期更具指导意义。因此,二者结合能够为该病的诊断和临床治疗提供更全面的影像信息。

第九节 转 移 瘤

【简介】

鼻腔和鼻窦转移瘤(metastasis)较少见,仅约占该部位肿瘤的 1%,最常见的原发肿瘤为肾癌,占 50% 以上,其次为肺癌、乳腺癌和胃肠道肿瘤,少见原发肿瘤包括子宫颈癌和肝细胞癌。鼻腔和鼻窦转移瘤多被误诊为原发肿瘤行手术切除,经病理明确为鼻部转移瘤后,再查找原发肿瘤。转移瘤可累及鼻腔、鼻窦的任何部位,好发于上颌窦、筛窦及蝶窦,少见额窦、鼻中隔及鼻甲,常伴骨质破坏,一般是由于肿瘤细胞随血流游走并滞留、嵌顿在血流缓慢的窦壁骨髓腔内或种植于黏膜形成的转移瘤。最常见的临床表现为鼻塞、鼻出血、面部肿胀、面部麻木。

【病理基础】

对于本病的组织病理学诊断,需要综合患者的临床资料,并最终结合免疫组织化学染色结果进行鉴别。

【影像学表现】

鼻腔和鼻窦转移瘤好发于上颌窦、筛窦及蝶窦,肾癌易于向筛窦转移。肿瘤较大时可累及多个窦腔的交界区,以蝶筛区多见,还可累及眼眶及颅内等结构。

肿瘤一般均有不同程度的骨质破坏,并以骨质破坏区为中心形成圆形或卵圆形肿块,边界较清楚,表明其始发于窦壁骨髓或黏膜的特点。

1. **CT 表现** 呈等或等低混杂密度,单发或多发,有不同程度的骨质破坏,其中以溶骨性骨质破坏为主,肿瘤越大,骨质破坏越显著,伴软组织肿块。少数表现为骨质硬化肥厚。

2. **MRI 表现** T_1WI 多呈等低信号,T_2WI 以等信号为主,伴条片状高信号,较大肿瘤内可见囊变、坏死。增强后肿瘤呈中等以上不均匀强化。

【典型病例】

病例 患者,女,43 岁,右侧头痛 2 个月,视力丧失 3 周。诊断为蝶窦区转移瘤,见图 8-9-1。

【诊断思路及鉴别诊断】

中老年患者以反复鼻出血就诊时,影像学表现为位于筛窦、上颌窦,并累及多个解剖结构交界区,以骨质破坏区为中心的富血供软组织肿块,对于无原发病史的患者,在考虑常见多发的原发肿瘤的同时,应考虑到转移瘤的诊断,尤其加强肾癌筛查。对于有原发肿瘤病史的患者,不论原发肿瘤病史时间长短,均应把转移瘤放到鉴别诊断的首要位置。

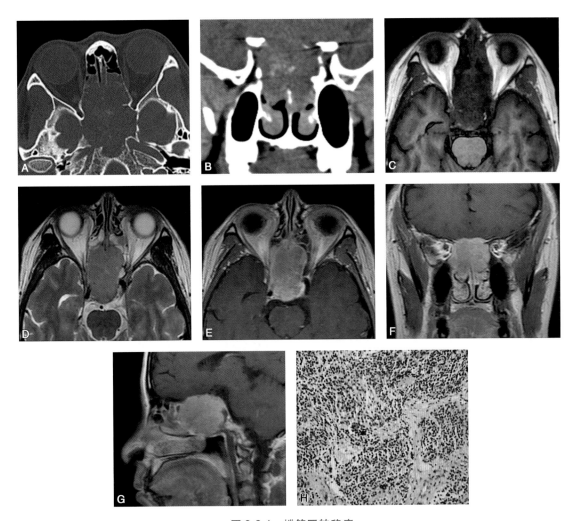

图 8-9-1　蝶筛区转移瘤

CT 平扫轴位骨窗(A)双侧蝶窦及筛窦见溶骨性骨质破坏,见软组织影,冠状位软组织窗(B)病变呈等密度,累及鼻腔、鼻中隔,侵犯前颅底及右眶尖;MRI 轴位 $T_1WI(C)$肿瘤呈稍低信号,轴位 $T_2WI(D)$呈等信号,增强轴位、冠状位及矢状位 $T_1WI(E\sim G)$肿瘤明显不均匀强化,边界较清楚,侵犯前颅底硬脑膜;镜下病理(H)可见瘤细胞的细胞核小,胞浆少,排列成片,呈浸润性生长,见坏死(HE,×100)。

第十节　血管外皮细胞瘤

【简介】

　　血管外皮细胞瘤(hemangiopericytoma)即血管球周细胞瘤,由 Stout 和 Murray 于 1942 年首先报告并命名,是一种罕见的软组织肿瘤,来源于毛细血管壁外的周细胞,好发于下肢、后腹膜和盆腔,也可发生在头颈部、躯干、上肢软组织、内脏及神经系统,发生于头颈部者占 15% ～30%,其中发生于鼻腔和鼻窦者约占 5%。鼻腔鼻窦血管外皮细胞瘤(sinonasal-type hemangio-pericytoma,SNTHPC)与发生在其他部位的血管外皮细胞瘤的临床及组织学表现有所不同,因此将其划分为一个独立的分支。2017 年 WHO 将 SNTHPC 归于交界性/低度恶性软组织肿瘤,其病因尚未明确,可能与外伤、长期使用类固醇激素、内分泌失调、妊娠及高血压等因素有关。

SNTHPC 占所有鼻腔和鼻窦肿瘤的比例不足 0.5%，发生于鼻腔、鼻窦及鼻中隔等部位，亦可累及眼眶，常单侧发病，以中老年女性多见，大多数患者表现为单侧鼻塞并反复发作的鼻出血，亦可表现为呼吸困难、视力减退、嗅觉障碍及头痛等，有文献报告 SNTHPC 可引起低磷软骨病。SNTHPC 经手术切除后具有良好的生存率，但易局部复发，转移少见，因此，手术切除加术后放疗为本病有效的治疗方法，术后患者需行随访观察。

【病理基础】

1. 大体检查　肿瘤呈息肉样团块状，表面较光滑、无包膜，病变呈实性、较软、肉质或切面易碎，伴出血或水肿区。

2. 镜下表现　镜下病变被覆正常呼吸道上皮，瘤细胞密度较大，形态规则，呈圆形、卵圆形或梭形，瘤细胞胞质中等丰富，轻度嗜酸到透明，核染色质致密或呈空泡状，核分裂少、无坏死。瘤细胞排列成短束状、席纹状或旋涡状，不同排列模式常混合存在，其间混杂有大量薄壁的分枝状血管，管腔呈圆形、不规则形，血管周为一层厚的无细胞纤维层（透明变性的血管壁）；镜下细胞致密区和疏松区交替分布，细胞间可见大量胶原纤维；梭形细胞席纹状排列伴毛细血管增生和鹿角状血管壁透明变性是其区别于鼻腔和鼻窦其他类型肿瘤的一个较为显著的组织学特点，肿瘤间可见红细胞外渗。

免疫组织化学表现：多数肿瘤表达 SMA、MSA 和 Vimentin，典型者呈弥漫强阳性，有时局灶性表达，也常表达ⅩⅢa；CD34 和 S-100 蛋白可在极少数肿瘤中呈局灶性和弱阳性，多数肿瘤 desmin、S-100 蛋白和 CD34 为阴性，BCL-2、CD99、CD117 和 CK 为阴性。

【影像学表现】

检查方法主要为 CT、MRI，可以显示肿瘤部位、大小、范围及相邻结构的受侵犯情况，影像学常表现为软组织团块影，具有局部破坏行为，确诊需依靠病理及免疫组织化学。

1. CT 表现　鼻腔或鼻窦内分叶状软组织团块影，病灶内部一般无钙化，但可发生囊变坏死、出血，受累骨质表现为溶骨性病变，伴有细小的房隔，并常有轻度膨胀；肿瘤常阻塞鼻腔-鼻窦引流通道和鼻窦口，引起鼻腔和鼻窦继发性炎症；增强扫描表现为显著强化，内部囊变坏死区无强化。

2. MRI 表现　通常 T_1WI 和 T_2WI 均表现为以等信号为主的混杂信号，边界清楚；囊变、坏死多见，病灶内见 T_1WI 低信号，T_2WI 高信号；合并出血者可伴局灶性 T_1WI 高信号；肿瘤内部可见流空血管影；增强扫描肿块呈均匀或不均匀显著强化。有研究报告鼻腔和鼻窦血管外皮细胞瘤的 ADC 值高于其他病理类型的恶性肿瘤，这可能与血管外皮细胞瘤的特殊组织学特点有关。

3. 数字减影血管造影　可以显示肿瘤的供血动脉，对较大的肿瘤术前使用血管栓塞术可以防止术中大出血。

【典型病例展示】

病例 1　患者，女，50 岁，左侧头面部胀痛、左侧鼻肿胀 1 个月。诊断为左侧上颌窦血管外皮细胞瘤，MRI 表现见图 8-10-1。

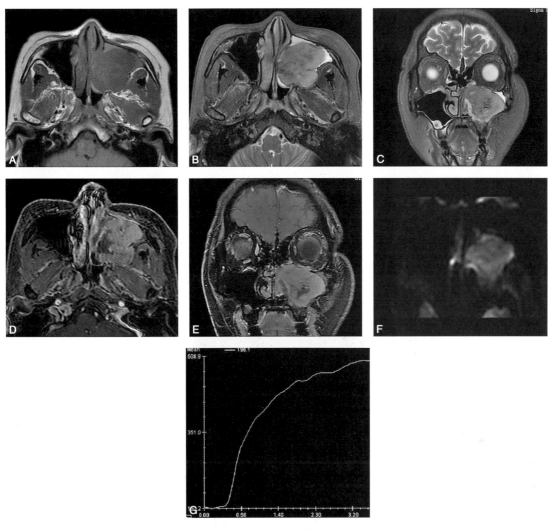

图 8-10-1　左侧上颌窦血管外皮细胞瘤

MRI 示左侧上颌窦窦腔扩大,其内充满分叶状团块,呈 T_1WI 等信号,T_2WI 略高信号(A~C),内部见多发斑片状 T_2WI 低信号,左侧上颌窦内侧壁骨质不完整,窦口开大,病灶向内突入鼻腔,上颌窦多发窦壁骨质侵蚀、破坏,病灶向外后方突入翼腭窝;增强扫描(D、E)病灶实性区明显强化,病灶内见斑片状无强化低信号;DWI 呈稍高信号(F),局部 ADC 值约为 $1.43×10^{-3}mm^2/s$;动态增强 TIC 表现为持续上升型(G)。

病例2　患者,女,67 岁,左侧鼻塞出血 2 年,专科检查示左侧中鼻道红色新生物。诊断为左侧鼻腔、上颌窦血管外皮细胞瘤,见图 8-10-2。

【诊断思路及鉴别诊断】

与影像学表现有关的 SNTHPC 主要病理特点:肿瘤血供丰富,由富于细胞的梭形细胞组成,实质内可见特征性的鹿角状血管和透明变性的毛细血管。

CT 图像特点:鼻腔或鼻窦内分叶状软组织团块影,常伴囊变坏死、出血,增强扫描强化明显,邻近骨质表现为溶骨性骨质破坏。

MRI 图像特点:边界清晰,以 T_1WI 和 T_2WI 等信号为主的混杂信号,其内另可见流空血管影及 T_1WI 低信号囊变坏死区,增强扫描强化明显。DWI 弥散受限不明显。MRI 可清晰显示

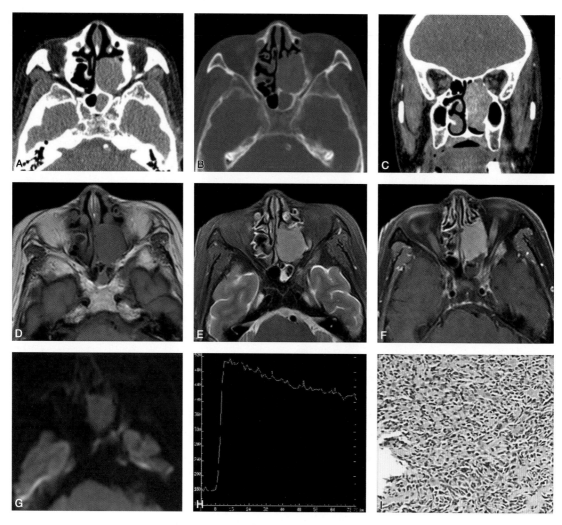

图 8-10-2　左侧鼻腔、上颌窦血管外皮细胞瘤

CT 示左侧筛窦、鼻腔内边缘光滑团块影,局部密度欠均匀,邻近骨质受压(A~C);MRI 示左中鼻道及筛窦见椭圆形 T_1WI 等信号,T_2WI 稍高信号,左侧上颌窦窦腔扩大(D、E),左侧上颌窦内侧壁受压,左侧中鼻甲显示不清,增强扫描明显强化(F);DWI 呈等信号(G),局部 ADC 值约 $1.35×10^{-3}mm^2/s$,动态增强 TIC 为流出型(H);镜下病理(I)示肿瘤组织内血管丰富,并可见不规则的血管腔(HE,×100)。

肿瘤与周围组织的关系,为临床手术治疗提供参考。

第十一节　神经内分泌癌

【简介】

神经内分泌癌(neuroendocrine carcinoma)是一种罕见的高度恶性肿瘤,占全部恶性肿瘤的比例不足 1%,起源于神经嵴的内分泌细胞,具有分泌多肽类激素和神经介质的功能,好发于肺及胃肠道等与外界相通的部位,发生于鼻腔和鼻窦者罕见。2017 年 WHO 发布的头颈部肿瘤分类将其分为小细胞神经内分泌癌及大细胞神经内分泌癌。鼻腔鼻窦神经内分泌癌(sinonasal neuroendocrine carcinoma,SNEC)约占鼻腔和鼻窦恶性肿瘤的 2.5%~4.0%,可能来源于鼻腔和鼻窦内的副涎腺组织。SNEC 多见于老年男性,临床表现无特异性,主要表现为鼻塞、流脓涕、鼻出血等,早期可出现邻近结构受累及扩散转移。

由于 SNEC 的恶性程度高,其治疗以手术为主,术后辅以放化疗,但术后易复发,预后差,早期明确诊断、及时治疗是提高生存率的关键。

【病理基础】

1. **大体检查**　肿物表面光滑,未见糜烂及溃疡;手术切除的标本组织较破碎,切面呈灰白色,质地实性细腻。

2. **镜下表现**　肿瘤由片状或带状细胞组成,细胞排列紧密,细胞质不明显,细胞核呈圆形、卵圆形或梭形,染色质致密,无核仁,常见核分裂、坏死、凋亡,部分癌巢周边细胞呈栅状排列,间质血管丰富,并形成细纤维带分割肿瘤。大细胞神经内分泌癌:瘤细胞较大,呈多边形、梭形,核异型性明显,分裂象多,无器官样结构,主要排列成巢团状、片块状,坏死较多;小细胞神经内分泌癌:细胞体积小,呈圆形、短梭形、雀麦形,胞浆稀少,核异型性极大,深染,分裂象不易辨别,癌细胞形成团块状,常有广泛坏死。

免疫组织化学表现:大部分 CK 阳性,也可以为阴性,S-100、NSE、CgA 及 Syn 可阳性。

【影像学表现】

目前关于 SNEC 影像学特征的报告少见,其影像学表现无明显特异性。

1. **CT 表现**　常累及鼻腔及多个鼻窦,边界不清、形态不规则,范围广,密度均匀或不均匀,部分可见点状或条状钙化,增强扫描中度或明显强化。肿瘤以浸润性生长为主,邻近组织结构受侵犯,局部骨质破坏、不连续。较易发生周围组织的侵犯或淋巴结转移。

2. **MRI 表现**　T_1WI 呈等或稍低信号,T_2WI 呈等或稍高的混杂信号,病灶内可见囊变坏死,周边可见出血;增强扫描病灶中度或明显强化,强化不均匀。DWI 表现为稍高或高信号,ADC 图呈低信号,ADC 值约(0.66 ± 1.14)$\times10^{-3}$ mm^2/s;动态增强 TIC 多为平台型或流出型。

【典型病例】

病例　患者,男,52 岁,反复左侧鼻出血 2 个月。诊断为鼻腔和鼻窦小细胞神经内分泌癌,见图 8-11-1;免疫组织化学:CD2(+),CD43(+),CD45RO(+),CD3(+),CD4(散在+),CD8(散在+),GB(+),TIA-1(+),Vimentin(+),KO-67 阳性率约为 60%。

【诊断思路及鉴别诊断】

与影像学表现有关的 SNEC 主要病理特点:肿瘤血供丰富,肿瘤细胞镜下排列紧密,细胞质不明显,瘤组织细胞核质比增大、密度增加、细胞外间隙减小,常可见坏死及出血,导致 T_2WI 信号混杂及强化明显,同时水分子扩散明显受限。

CT 图像特点:范围较广的不规则软组织肿块,窦腔膨大的同时伴骨质破坏,向周围结构侵犯。

MRI 图像特点:病变呈膨胀性生长,形态不规则,T_2WI 多以稍高信号为主,其内可见囊变、坏死及出血,增强扫描中度或明显强化;DWI 及 DCE 的 TIC 表现为恶性肿瘤的特征,DWI 呈弥散受限改变,动态增强 TIC 呈平台型或流出型。MRI 可清楚显示周围结构受侵状况,较易发生淋巴结转移。

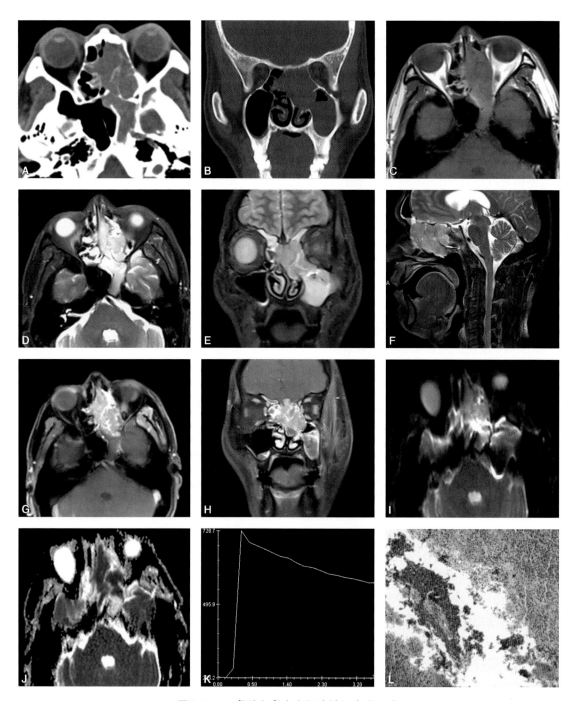

图 8-11-1　鼻腔和鼻窦小细胞神经内分泌癌

CT 平扫(A、B)示双侧筛窦、左侧上颌窦、蝶窦及左侧鼻腔软组织密度影填充,病变呈膨胀性生长,部分筛窦窦壁骨质吸收、变薄;MRI 示双侧筛窦、左侧鼻腔及上颌窦内见团状异常信号,T_1WI(C)呈低信号, T_2WI(D~F)呈稍高信号,DWI(G)呈高信号,ADC 图(H)呈低信号,ADC 值约 $0.64×10^{-3}mm^2/s$;增强扫描(I、J)病灶呈不均匀强化,TIC(K)呈流出型;镜下病理(L)见小圆细胞浸润(HE,×100)。

第十二节　鼻腔和鼻窦非骨源性恶性肿瘤的影像学诊断思路

1. 诊断思路

（1）定位：确定病灶所在位置及累及范围，观察肿瘤与周围组织结构的关系及周围组织结构的改变。

（2）定性：根据 CT 及 MRI 影像学表现，分析肿瘤的形态、范围、边界、密度/信号、弥散特点、强化方式及邻近结构的受累情况，以判断病变的良恶性。

鼻腔和鼻窦恶性肿瘤病理类型繁多，但不同病理类型的恶性肿瘤也具有相似的特点。恶性肿瘤多呈不规则状，浸润性生长，T_1WI 呈等或低信号，T_2WI 呈等及稍高信号，肿瘤体积较大时常出现囊变坏死及出血，致肿瘤密度/信号不均。多数恶性肿瘤组织中水分子弥散受限，有学者对头颈部肿物 DWI 的研究进行综述，提出恶性病变 ADC 值低于良性病变，但由于各研究中 b 值、场强、序列参数等因素的影响，良恶性 ADC 平均值及诊断阈值不尽相同；增强扫描肿瘤不同程度强化，以中重度强化为主，不均匀强化多见，动态增强 TIC 多为流出型及平台型。

鼻腔和鼻窦恶性肿瘤侵犯邻近骨质时，表现为骨皮质的连续性中断并以局部软组织信号影占据。周围结构受侵犯时会引起相应的影像改变，肿瘤体积小同时不伴周围结构侵犯时不易与良性肿瘤相鉴别。

目前研究证明功能 MRI 的应用有助于鼻腔和鼻窦良恶性肿瘤的鉴别诊断。体素内不相干运动 DWI 仅利用弥散加权图像便可同时提供肿瘤的灌注与弥散信息。有研究报告头颈部恶性肿瘤的弥散系数（D 值）明显低于良性肿物，而恶性肿瘤的灌注系数（D^*）高于良性肿瘤（$P<0.05$）。磁共振动态增强的半定量参数包括峰值时间（T_{max}）、初始曲线下面积、最大信号强度、最大斜率、廓清速率等，定量参数包括容量转移常数（Ktrans）、速率常数（kep）、血管外细胞外间隙容积分数（V_e），动态增强的半定量、定量分析均有助于鼻腔和鼻窦良恶性肿瘤的鉴别诊断。

（3）综合判断：当怀疑鼻腔、鼻窦病灶为恶性病变时，则应该结合患者年龄、性别、病灶的部位、密度及信号特点、弥散特点、强化情况及周围结构改变情况综合考虑进一步定性。

2. 鉴别诊断思路

（1）定位鉴别：不同病理类型的鼻腔鼻窦恶性肿瘤具有不同的好发部位。鳞状细胞癌好发于鼻中隔黏膜与皮肤交界区，腺癌最常见于腭部向上侵犯鼻腔，淋巴瘤多起源于鼻腔前部或鼻前庭并沿鼻腔及鼻中隔边缘蔓延，嗅神经母细胞瘤则多位于鼻腔顶部、筛板区。

（2）综合评估：根据患者年龄、性别、临床表现，结合肿瘤影像学表现、周围结构改变及侵犯情况、有无增大淋巴结综合分析，实现鼻腔和鼻窦恶性肿瘤的鉴别诊断。

（3）鼻腔和鼻窦非骨源性恶性肿瘤鉴别诊断要点　见表 8-12-1。

表 8-12-1 鼻腔和鼻窦非骨源性恶性肿瘤鉴别诊断要点

肿瘤类别	发病年龄、性别	发病部位	特征性影像学表现
鳞状细胞癌	50 岁以上男性	鼻腔和鼻窦均可发生,以上颌窦多见	浸润性生长的软组织肿块,常见坏死、出血使密度/信号不均,多中度至明显强化、强化程度不均,骨质破坏常较明显、少有骨质残留
腺癌	多见于 55~60 岁男性,临床病史较长	筛窦多见,也可多个鼻窦同时受累	肿瘤密度/信号常不均匀,肿瘤沿神经蔓延时可以呈"跳跃性"、不规则生长,邻近骨质膨胀性、侵蚀性破坏
腺样囊性癌	通常发生于 40~70 岁左右	鼻腔和鼻窦均可发生	"生姜样"不规则生长软组织肿块,内呈低密度区,增强扫描中度或明显强化为主,兼有膨胀性及侵蚀性骨质破坏,沿神经蔓延浸润
未分化癌	20~80 岁均可发病,男性多于女性	鼻腔上部及筛窦	肿瘤边界不清,无包膜,破坏邻近骨结构并侵入深部组织,不同程度不均匀强化
淋巴瘤	男性多见,男女比例 4:1,平均发病年龄 50~60 岁	NK/T 细胞淋巴瘤多起源于鼻腔前部或鼻前庭,沿鼻腔及鼻中隔边缘蔓延;弥漫大 B 细胞淋巴瘤多见于鼻窦	鼻腔内宽基底软组织肿物,密度均匀,多无骨质破坏,或呈膨胀性骨质吸收;MRI 呈中等信号,弥散受限显著,中度均匀强化;常合并相应鼻背部皮肤增厚、皮下脂肪线消失及皮下肿块
嗅神经母细胞瘤	高峰年龄段为 10~20 岁及 50~60 岁	鼻腔上部、筛板区	位于鼻腔上部,易穿过筛板侵入颅内,CT 呈均匀软组织密度,邻近骨质受压吸收或破坏;T_1WI 为等或稍低、T_2WI 为等或稍高信号(常低于鳞状细胞癌),增强扫描肿瘤较明显不均匀强化
黑色素瘤	50~80 岁多见,无明显性别差异	常见于鼻中隔,其次中鼻甲、下鼻甲、鼻腔外侧壁	软组织密度肿物,可伴钙化及骨质破坏,典型者表现为 T_1WI 高、T_2WI 低信号,也可表现为 T_1WI 低、T_2WI 高信号,增强扫描不均匀强化
横纹肌肉瘤	儿童和青少年常见	多累及单侧鼻腔及同侧多个鼻窦	肿瘤范围广,形态不规则、边界不清,密度较均匀、接近肌肉,邻近骨质受压变形或破坏;T_1WI 呈等或稍低信号,T_2WI 呈等或稍高信号,肿瘤可出血并黏液样变致密度不均;增强扫描呈线状、环状及葡萄状强化
转移瘤	50~70 岁	上颌窦、筛窦、蝶窦多见,额窦、鼻腔少见	累及多个解剖结构交界区、以骨质破坏为中心并不均匀强化
血管外皮细胞瘤	中老年女性	鼻腔和鼻窦及鼻中隔等部位,亦可累及眼眶,常单侧发病	多呈分叶状软组织团块,边界清,囊变、坏死多见,内部可见流空血管影;相对其他恶性肿瘤 DWI 弥散可不受限;增强扫描肿块呈均匀或不均匀显著强化

续表

肿瘤类别	发病年龄、性别	发病部位	特征性影像学表现
神经内分泌癌	老年男性	筛窦、上颌窦、鼻腔	常累及鼻腔及多个鼻窦,边界不清、形态不规则,范围广,密度/信号均匀或不均匀,中度或明显强化,强化不均

报告书写规范要点

鼻腔和鼻窦内可见不规则团块状的异常信号/密度,注意 T_2WI、T_1WI、DWI 信号特点,增强扫描强化特点,动态增强扫描 TIC 特点,病灶边界(清/不清),与周围组织关系,周围软质骨质改变情况,所示范围内双侧颌颈部淋巴结情况的描述。

练习题

1. 名词解释

(1) 渗透性骨破坏

(2) 淋巴瘤

2. 选择题

(1) 关于鼻腔和鼻窦鳞状细胞癌,以下错误的是

　　A. 多见于中老年男性,病程短、发展快

　　B. 多见于上颌窦,同时累及其他鼻窦及鼻腔

　　C. 骨质破坏比较轻微,不具特点

　　D. 多呈不规则形软组织肿块,界限欠清,中等密度,T_1WI 多呈等或稍低信号,T_2WI则多呈稍高信号,可伴有囊变、出血

　　E. 增强后多呈不均匀中等以上强化

(2) 鼻腔和鼻窦腺样囊性癌最好发部位是

　　A. 上颌窦　　　B. 筛窦　　　C. 蝶窦　　　D. 额窦　　　E. 鼻腔

(3) 鼻腔和鼻窦腺样囊性癌的影像特征不包括

　　A. 体积多较大,形态不规则,边界不清

　　B. 易沿神经周围生长,呈"跳跃性"、不规则生长,相应的神经孔道扩大伴肿块

　　C. 骨质破坏形式为侵蚀性破坏

　　D. 密度多不均匀,T_1WI 以等信号为主,T_2WI 以等信号为主,信号不均匀,内可见多发大小不等的囊变区

　　E. 增强扫描多呈不均匀中等以上强化

(4) 鼻腔和鼻窦淋巴瘤的描述,错误的是

　　A. 发病率较高,仅次于鳞状细胞癌

　　B. 好发于中老年男性

C. 属于小圆细胞恶性肿瘤

D. 分为 NK/T 细胞、T 细胞和弥漫性大 B 细胞淋巴瘤 3 个亚型

E. 各亚型影像学表现相似,难以区分

(5) 鼻腔和鼻窦 NK/T 细胞淋巴瘤的影像学表现错误的是

　　A. 多发生于下鼻甲及鼻中隔前部或鼻腔前部

　　B. 鼻中隔前部两侧多呈非对称性组织肥厚,鼻背、鼻翼及面部皮肤明显增厚

　　C. 常见眼眶等多个解剖结构受累,并伴显著的骨质破坏

　　D. CT 呈等密度,MRI 呈等信号,轻中度强化,可伴液化坏死

　　E. DWI 呈高信号,ADC 值较低

(6) 关于嗅神经母细胞瘤,以下错误的是

　　A. 可发生于任何年龄,有 11~20 岁和 51~60 岁两个发病高峰

　　B. 典型部位为鼻腔上部、筛窦顶部,嗅黏膜分布区一致

　　C. 大多生长缓慢

　　D. 嗅觉减低或丧失的临床表现具有一定特征

　　E. 肿瘤位于黏膜,呈息肉样生长

(7) 嗅神经母细胞瘤的影像学表现,以下错误的是

　　A. 好发于鼻腔顶部中线区

　　B. 病变范围较小时,病变可沿鼻中隔呈条形软组织病变,单侧或双侧发病

　　C. 病变范围较大时呈形态不规则的软组织肿块,常侵犯鼻窦、眼眶,侵犯颅前窝底,呈典型的"哑铃状"表现

　　D. 呈均匀等密度/信号,无囊变

　　E. 增强后轻中度强化

(8) 关于鼻腔和鼻窦黑色素瘤,以下错误的是

　　A. 好发于单侧鼻中隔前部、中鼻甲、下鼻甲、上颌窦或筛窦

　　B. 呈软组织密度,密度多高于下鼻甲

　　C. 黑色素瘤在 MRI 均呈特征性的 T_1WI 高信号、T_2WI 低信号

　　D. 增强后多呈中重度强化

　　E. MRI 动态增强 TIC 有助于观察病变强化特点

3. 简答题

(1) 简述鼻腔和鼻窦非骨源性恶性肿瘤的影像学特点。

(2) 简述鼻腔和鼻窦常见非骨源性恶性肿瘤鳞状细胞癌、腺样囊性癌、淋巴瘤和嗅神经母细胞瘤的鉴别诊断要点。

选择题答案: (1) C　(2) A　(3) C　(4) E　(5) C　(6) E　(7) D　(8) C

(唐　维　黄婉莹　孟凡星　樊晓雪　孔繁星　纪权书

刘　畅　丁长伟　李松柏)

══ 推荐阅读资料 ══

［1］王振常,鲜军舫.中华影像医学:头颈部卷.3 版.北京:人民卫生出版社,2019:1-10.

［2］唐维,周艺默,任玲,等.磁共振动态增强对鼻腔鼻窦肿瘤良恶性鉴别诊断价值研究.放射学实践,2017,32(3):227-232.

［3］陈瑞楠,郑汉朋,许崇永.鼻腔鼻窦腺样囊性癌 CT 和 MRI 诊断.医学影像学杂志,2016,26(2):214-217.

［4］蒋黎,周永,刘焱,等.嗅神经母细胞瘤 CT 和 MRI 特征及病理表现.中国医学影像学杂志,2016,24(6):433-436.

［5］侯刚强,张小静,高德宏.原发性鼻腔鼻窦黏膜恶性黑色素瘤 CT、MR 诊断.中国临床医学影像杂志,2019,30(3):162-165.

［6］姜滨,李建红,燕飞,等.鼻腔鼻窦转移瘤的影像表现分析.中华放射学杂志,2015(5):372-375.

［7］GENCTURK M,OZTURK K,CAIDO-GRANADOS E,et al. Application of diffusion-weighted MR imaging with ADC measurement for distinguishing between the histopathological types of sinonasal neoplasms. Clin Imaging,2019,55:76-82.

［8］ZHOU C,DUAN X,LIAO D,et al. CT and MR findings in 16 cases of primary neuroendocrine carcinoma in the otolaryngeal region. Clin Imaging,2015,39(2):194-199.

［9］PHILLIPS C D,FUTTERER S F,LIPPER M H. Sinonasal undifferentiated carcinoma:CT and MR imaging of an uncommon neoplasm of the nasal cavity. Radiology,1997,202(2):477-480.

［10］PARK E S,KIM J,JUN S Y. Characteristics and prognosis of glomangiopericytomas:A systematic review. Head Neck,2017,39(9):1897-1909.

第 九 章

鼻窦骨源性肿瘤

鼻腔和鼻窦骨源性病变少见,其中骨瘤、骨纤维异常增殖症、骨化性纤维瘤等临床相对多见。其他骨源性病变如骨肉瘤、软骨瘤或软骨肉瘤、骨血管瘤、成骨细胞瘤更少见。因为 CT 对骨质显示良好,并可以兼顾软组织的显示,可以明确诊断大部分骨源性病变,因此是鼻腔和鼻窦骨源性病变的首选影像学检查方法。MRI 对骨质显示不敏感,易误诊,不作为首选检查方法,由于其对肿块的软组织情况及肿瘤周围侵犯情况显示好,可作为 CT 的补充检查手段。

第一节 骨 瘤

【简介】

骨瘤(osteoma)为鼻部最常见的良性肿瘤之一,其发病率仅次于血管瘤和乳头状瘤,鼻窦多见,原发于鼻腔和外鼻部的很少见。其中额窦最常见(39%～78%),其次为筛窦(11%～40%),再次为上颌窦(3%～33%),蝶窦最少见。男性略高于女性,多见于 20～40 岁。

骨瘤生长缓慢,早期无自觉症状,常在影像学检查时偶然发现。鼻腔骨瘤的主要症状为鼻塞、鼻出血、流涕、头痛等。鼻骨骨瘤常为局限性、无痛性、硬性骨性隆起。鼻窦骨瘤后期可充满整个窦腔,挤压周围骨壁,侵入周围结构而产生相应症状。如额窦骨瘤增大后可阻塞额窦开口,引起额部胀痛,导致黏液囊肿形成时表现为额部膨隆变形。额窦、筛窦骨瘤向眶内扩展时可引起眼球突出、移位、眼球运动及视力障碍;向颅内扩展时可致脑实质受压症状,如头痛、恶心、呕吐等。

局部检查:可见被覆正常黏膜的光滑、硬性肿块,常并发鼻息肉和鼻窦炎,额部、眶部或面颊部隆起,触之为质硬肿块,无活动。骨瘤无明显临床症状时不需手术,骨瘤较大压迫周围结构引起相应的症状时可手术根除。

【病理基础】

1. 大体检查 骨瘤分化良好。肉眼观察大小不一,基底宽或有蒂,常为球形或分叶状,色粉红,外表光滑,表面覆盖黏膜。

2. 镜下表现 骨瘤分为 3 型:

(1)密质型(坚质型、硬型、象牙型或乌木型):质硬如象牙,较小,多有蒂,可能来自膜成骨,均发生于额窦内,亦可见于鼻骨。

(2)松质型(软型、海绵型或网状型):质松软似海绵,可能来自软骨成骨,由骨化的纤维组织形成,多宽基底,体积较大,生长较快,有时其中心可液化形成囊腔,表面有坚硬的骨囊,常见于上颌窦和筛窦。

(3)混合型:较多见,外硬而内疏松,常发生于额窦。除单纯型骨瘤外,还可有各类混合骨瘤,如纤维骨瘤、血管骨瘤、骨样骨瘤、成骨细胞瘤。

【影像学表现】

1. X 线表现　骨瘤呈骨性密度肿块,大小不等,一般多边界清楚,形态可为圆形、类圆形或不规则分叶状。

2. CT 表现　CT 上骨瘤的形态为类圆形骨性肿块,或不规则分叶状,肿块的密度依其类型而不同,密质型骨瘤的密度为均匀致密的骨性肿块;松质型骨瘤边缘有细薄的骨皮质,瘤内可见均匀致密的骨小梁;混合型骨瘤多为纤维骨瘤,内部可为高、中和偏低的不均质混杂密度影,周边为高密度骨皮质。肿块与周围组织分界清楚,边缘光整。较大的骨瘤可侵犯眼眶等周围结构引起邻近结构压迫、移位改变,近颅底的筛窦、额窦大骨瘤可引起相关颅内并发症。

3. MRI 表现　致密型骨瘤典型的表现为 T_1WI、T_2WI 均呈极低信号,增强后无明显强化。部分松质型和混合型骨瘤 T_1WI 呈等低混杂信号,T_2WI 可表现为不均匀等低混杂信号,增强后可有不均匀强化。

【典型病例】

病例 1　患者,男,62 岁,左额部肿胀数年。诊断为左侧筛窦、额窦混合型骨瘤,CT 和 MRI 表现见图 9-1-1。

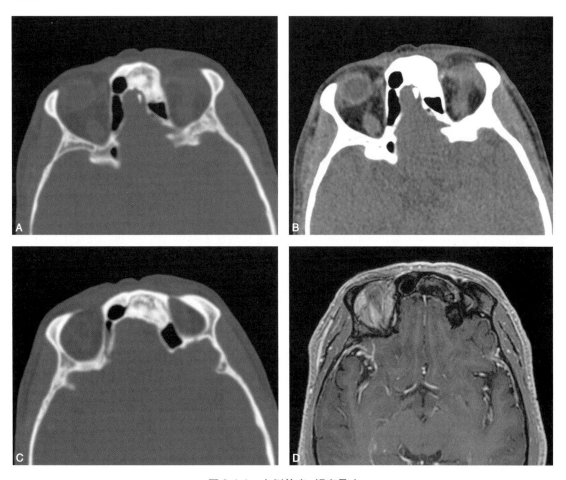

图 9-1-1　左侧筛窦、额窦骨瘤

CT 平扫轴位(A~C)示左侧筛窦、额窦斑片状骨性密度影(密度等同于周围骨质);MR T_1WI 增强轴位(D)示左侧额窦内病灶呈轻度不均匀强化。

病例2 患儿,男,4岁,体检发现,无不适。诊断为鼻中隔骨瘤,CT表现见图9-1-2。

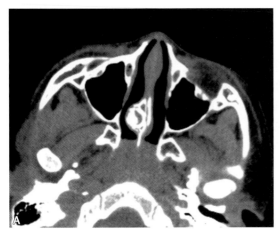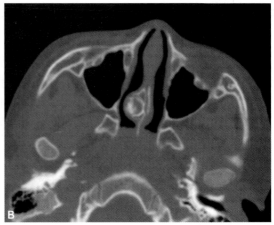

图9-1-2 鼻中隔骨瘤

CT平扫轴位(A、B)示鼻中隔见斑片状骨性密度影(密度等同于周围骨质),边界清。

【诊断思路及鉴别诊断】

与影像学表现有关的骨瘤主要有两大病理特点:①基底宽广或有蒂,外表光滑;②密质型骨瘤来自膜成骨,松质型骨瘤来自软骨成骨,混合型骨瘤多为纤维骨瘤。故CT作为首选的检查方法,可以显示骨瘤的部位、大小、范围和附着处,基本能明确诊断,而MRI的诊断价值不大,不适用于骨瘤的检查。

骨瘤好发生于额窦、筛窦,生长缓慢,患者可无自觉症状,X线平片或CT扫描显示鼻窦内骨性高密度肿块,呈圆形或分叶不规则状,边界清楚。

第二节 骨化性纤维瘤

【简介】

骨化性纤维瘤(ossifying fibroma)为一种良性、生长缓慢的纤维-骨性疾病。好发于颅骨、面骨,颅骨中以筛骨、额骨、蝶骨多见,面骨中则以上颌骨受累为多。文献报告鼻及鼻窦良性肿瘤中,骨化性纤维瘤为第4位。本病病因不明,可能与外伤或纤维结组织新生物增生有关。从年龄上看,有两个发病高峰期:①少儿时期;②30~40岁。女性略高于男性,男女之比为1∶18~1∶5。

临床表现,早期症状为一侧面颊部无痛性肿胀、隆起,或无痛性感觉异常和鼻塞、骨性狮面畸形(为鼻骨受累向外膨出时出现的特有的颜面畸形,称为骨性狮面)。肿瘤增大后侵犯眼眶,可出现视力减退、眼球移位;侵犯腭部时,可有硬腭下沉和咬合障碍。额骨、筛骨骨化性纤维瘤增大时,可向上侵犯颅底、颅内。骨化性纤维瘤侵犯鼻腔,前鼻镜检查时可见坚硬肿物,压迫鼻中隔,引起鼻中隔向对侧偏曲。

骨化性纤维瘤通常为良性,生长缓慢,但也可生长迅速,伴"恶变"或侵袭行为,后者在确诊后应行广泛手术切除,手术是唯一有效的治疗方法。肿瘤可复发,往往因手术不彻底所致,如有复发,可再次手术。少数骨化性纤维瘤可恶变,恶变率为0.4%,表现为肿块迅速增大、疼痛明显、出血和触痛。

【病理基础】

1. 大体检查 典型的骨化性纤维瘤外观呈灰白色,有薄层骨性包壳,其内容物为淡紫色致密而均匀的砂粒样物质,较一般肿瘤略微结实,切面有砂粒感。

2. **镜下表现**　可见由大量疏松的细长或棱形纤维性间质构成,其中散布有骨小梁及类似骨样组织的骨针和骨岛,间质内含多量毛细血管。骨小梁周围排列整齐的成骨细胞,有成片的纤维组织和散在的骨组织。骨组织分化较成熟,可见板层骨,纤维组织结构疏散,纤维细胞增生,但无异形,也无核分裂,肿瘤中可见散在的钙化灶。如果肿瘤中骨组织的成分占据大部分,则称为纤维骨瘤。

【影像学表现】

1. **CT 表现**　骨化性纤维瘤多表现为椭圆形、卵圆形或分叶状骨性密度肿块,边缘清楚,肿块周边有厚薄不一的骨性包壳,瘤体周壁和肿块内可见钙化和骨化,因肿块内骨化程度不同,可有密度差异,肿块内密度不均匀,其内可见多发大小不一的片状偏低密度的囊变区,被侵犯的鼻窦窦腔可膨大变形、窦壁变薄或被肿瘤取代。肿瘤亦可向邻近的眼眶和颅底扩展,表现为膨胀压迫性改变。

2. **MRI 表现**　骨化性纤维瘤在 T_1WI 表现为低和中等混杂信号,T_2WI 呈低、中、高混杂信号,增强后可不均质强化。

【典型病例】

病例　患儿,男,8 岁,发现鼻窦肿物数年。诊断为左侧筛窦骨化性纤维瘤,CT 和 MRI 表现见图 9-2-1。

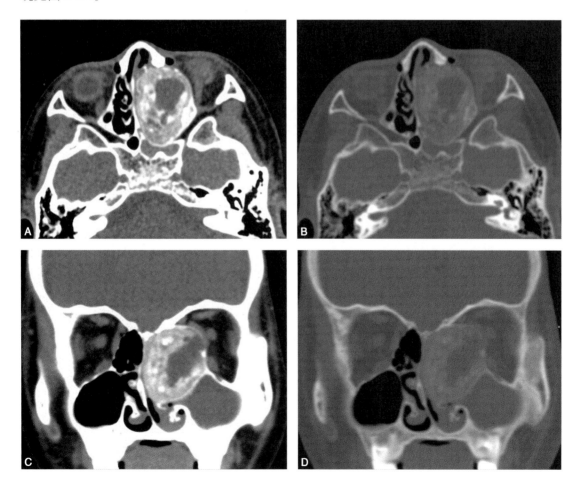

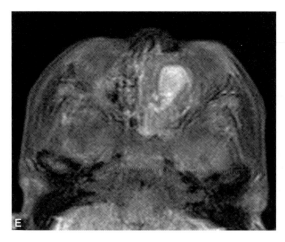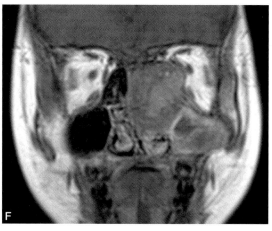

图 9-2-1 左侧筛窦骨化性纤维瘤

平扫 CT 轴位及冠状位(A~D)示左侧筛窦内斑片状骨性密度影(密度与周围骨质相同),内见小片状低密度囊变区,左侧眼球、内直肌受压改变;MRI 轴位及冠状位(E、F)示左侧筛窦内病灶呈不均匀强化。

【诊断思路及鉴别诊断】

与影像学表现有关的骨化性纤维瘤主要有两大病理特点:①有薄层骨性包壳;②由纤维性间质构成,内散在骨小梁及类似骨样组织的骨针和骨岛。CT 作为首选的检查方法,可以显示骨化性纤维瘤的部位、大小、范围,故基本能明确诊断。MRI 对诊断价值不大。

骨化性纤维瘤好发于筛窦,生长缓慢,边界清楚,呈椭圆形、卵圆形或分叶状骨性密度肿块,CT 显示密度不均质,有薄的骨性包壳。

第三节 骨纤维异常增殖症

【简介】

骨纤维异常增殖症(fibrous dysplasia)又称骨纤维性结构不良,是一种发展缓慢、自限性、以骨的纤维变性为特点的骨骼系统性病变。本病本质虽非真正肿瘤,但具有良性肿瘤的许多特征。多骨型病损伴皮肤色素沉着和内分泌紊乱,被称为奥尔布赖特综合征(Albright syndrome)。患者多为儿童和青少年,平均发病年龄单骨型约 14 岁、多骨型约 11 岁、奥尔布赖特综合征约 8 岁,但亦有小至半岁、大至 73 岁的患者;60% 在 20 岁以前,30% 在 20~30 岁以前发病。单骨型及无内分泌紊乱的多骨型患者无明显性别差异,奥尔布赖特综合征患者中,女性约 3 倍于男性。

根据病变类型、部位、大小临床表现差异很大。单骨型者一般发展缓慢,初期可无明显症状而难以发现。在患者的生长发育期内,病变发展较快,而到青春期后可停止发展或发展速度明显减缓,但也可再次活跃发展(多出现于妊娠期间)。随肿块增大,可出现患部畸形及因其压迫邻近器官引起的功能障碍,如患骨变形、面部不对称,牙槽、腭部畸形,牙齿不整齐,肿块局部疼痛、压痛、鼻塞、眼球移位、复视、视力减退等。肿块坚硬,边界不清,一般体积较小,但亦可有上颌骨极度增大者。发生于筛骨者生长较快,易累及颅底和脑神经,临床症状较重。多骨型和奥尔布赖特综合征均有其特征性表现。

手术切除的目的在于切除病变组织,改善畸形和恢复受累器官的生理功能,故不宜过分广泛地切除,对于单骨型病变发展缓慢、无明显症状者可不急于手术。

本病预后良好,因边界不清、手术不彻底者易复发(单骨型约21%,多骨型约36%)。放疗无效。偶有恶变报告。

【病理基础】

1. **大体检查**　典型病例大体检查边界清楚,病变骨膨胀,骨密质变薄,病灶呈灰褐色,刀切时有砂粒感,局部可有继发性囊性变,内有暗红色液体,骨化明显时质地硬并需脱钙。在致密的、质地较韧的灰白色纤维组织内有骨小梁成分。如病灶内含较多软骨成分,肉眼观为半透明的软骨组织埋在骨小梁间隙内。

2. **镜下表现**　病变主要由增生的梭形成纤维细胞和不成熟编织骨两种成分构成。梭形细胞疏松或伴较多胶原纤维形成,无异型性,偶见核分裂,在缺乏骨化区域的梭形细胞可呈席纹状。另一种特征性成分是不成熟编织骨,典型的骨纤维异常增殖症骨小梁周围无增生活跃的成骨细胞包绕,骨小梁很少有成熟板层骨形成,提示有骨成熟障碍,有重要的鉴别诊断意义。

【影像学表现】

1. **X线表现**　病变骨质呈局限或广泛地增厚伴骨体膨大变形,可厚达数厘米,膨大处可呈均匀、致密如毛玻璃样阴影,可伴有圆形或卵圆形的囊泡状透明区,其周边可绕以薄层、致密骨质硬化边缘,亦可有上述两种改变同时混合存在者。

2. **CT表现**　多表现为单骨或多骨弥漫性骨体的增生肥厚膨大,可呈均匀一致的骨性密度影,与正常骨分界可不清楚,亦可表现为不均匀及不规则的疏密相间的高低混合密度,受侵犯的骨体明显膨胀增厚,无明显包壳。

3. **MRI表现**　T_1WI、T_2WI多表现为等低混杂信号,T_2WI可伴高信号,边界不清,增强后可部分不同程度强化。

【典型病例】

病例　患儿,男,8岁,无不适,体检发现。诊断为骨纤维异常增殖症,CT平扫表现见图9-3-1。

【诊断思路及鉴别诊断】

与影像学表现有关的骨纤维异常增殖症主要有病理特点:病灶边界清楚,病变骨膨胀;由

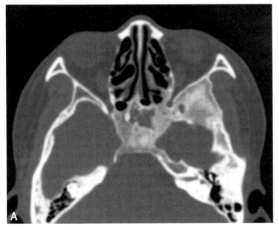 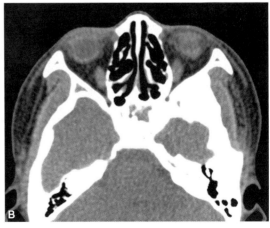

图 9-3-1　骨纤维异常增殖症 CT 表现

平扫轴位示蝶窦、左侧蝶骨大翼、左侧眼眶外侧壁(A、B)骨质弥漫性增生肥厚。

增生的梭形成纤维细胞和不成熟编织骨两种成分构成。CT 为首选检查方法,以 CT 为主,基本能明确诊断。不建议 MR 作为首选检查方法,因其易导致误诊。

本病呈骨性密度病变,影像学表现呈均匀致密毛玻璃样改变,可伴有囊变区,可同时累及多骨,边界不清。MR 检查为等低混杂信号,增强后可部分强化,无特异性改变。

第四节 软骨源性肿瘤

【简介】

软骨源性肿瘤包括软骨瘤(chondroma)和软骨肉瘤(chondrosarcoma),可以起源于含有软骨的组织,发生于鼻腔和鼻窦很少见,可发生于筛窦、鼻腔鼻中隔,发生于上颌窦和蝶窦少见。有时软骨瘤和软骨肉瘤在影像学和病理组织学上易混淆,难以区分。

软骨源性肿瘤好发于筛窦区、鼻侧壁、鼻中隔及上颌窦等处,症状视肿瘤范围、大小、部位而定,常有鼻塞、鼻出血、涕多、嗅觉减退、头晕、头痛等;肿瘤较大,侵入鼻窦、眼眶及口腔等,可发生面颊或硬腭隆起变形、眼球突出、眼球移位、复视、溢泪、牙齿疼痛、松动、脱落等表现;侵犯颅底出现头痛、脑神经麻痹等。瘤体表面光滑,被覆正常黏膜,触之易出血。发生于鼻中隔者,常将鼻中隔包埋于肿瘤之内,同时侵犯双侧鼻腔。

早期施行根治性手术是治疗软骨瘤和软骨肉瘤唯一有效的方法。软骨瘤经完整切除后易复发,且有恶变成软骨肉瘤的可能,故应尽可能早期进行广泛、彻底地手术切除,第一次术后应严密随访。软骨肉瘤生长缓慢,具有侵犯周围组织的倾向,区域淋巴结转移较少(8%),晚期可血行转移至肺部。软骨肉瘤的 5 年生存率为 57%~62%。

【病理基础】

1. 大体检查 软骨瘤和软骨肉瘤可发生于软骨或骨组织内。软骨瘤外观呈淡青色或灰蓝色,表面光滑,呈球形、广基底,亦可呈结节或分叶状;软骨肉瘤呈淡红色或灰白色的分叶状。软骨瘤和软骨肉瘤多有包膜,边界清楚。从包膜开始有许多结缔组织分隔伸入瘤组织内,将其分隔成许多小叶。肿瘤大者,中心部分可有黏液性变、囊性变、坏死、钙化、骨化等。

2. 镜下表现 软骨瘤镜下由分化良好的透明软骨构成,也可由各型软骨混合组成,在均匀的基质内可见瘤细胞具有包囊,细胞核数量不一。在部分瘤组织软骨处有大小不一的软骨囊。囊内所含细胞数不定,细胞的大小和排列分布较不规则,发育程度不等。软骨肉瘤镜下主要由恶性软骨细胞和软骨基质构成,肿瘤细胞形状各异,大小不一,排列紊乱,核大深染,单核或多核,偶见有丝分裂。肿瘤细胞间为软骨基质,富含酸性黏多糖,纤维组织少。

依其原发部分可分为 2 类:

(1)内生性(中枢性):指发生于正常情况下无软骨的骨组织内,可多发或单发,发于颅骨者甚少,可见于筛骨、颌骨、蝶骨、鼻中隔和鼻侧壁。

(2)外生性(周围性):指发生于软骨之上者,常见于鼻中隔前部。

【影像学表现】

1. CT 表现 鼻腔和鼻窦不规则软组织肿块,呈膨胀性生长,有完整包膜,肿块内可见散在多发小片骨化影或团块状骨化影,增强后肿块不均质轻度强化,伴多囊性低密度的无强化区。

2. MRI 表现 肿块有完整包膜,T_1WI 肿块呈不均匀等信号,其内夹杂少许低信号,T_2WI 肿块大部分呈高信号,多发囊样分房样改变,骨化部分呈等低信号,增强后肿块大部分不强化,肿块内呈网格棉絮样轻度强化,包膜可强化。

【典型病例】

病例　患者,女,40 岁,左侧鼻塞伴流脓涕 10 年。诊断为软骨肉瘤,见图 9-4-1。

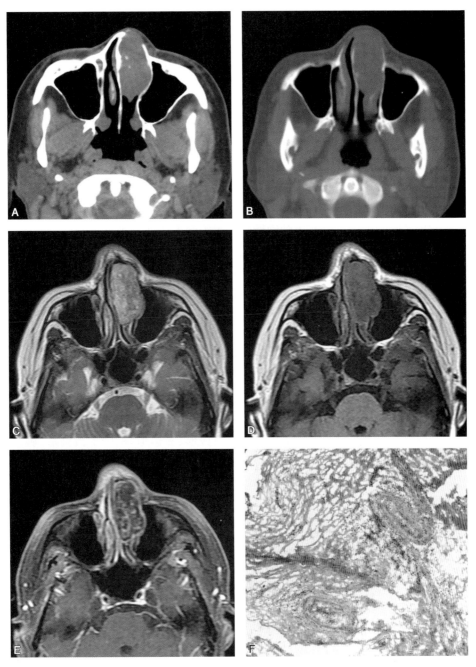

图 9-4-1　软骨肉瘤

CT 平扫(A、B)示软组织肿块内见斑点状高密度影,周围结构受压、移位,鼻中隔、鼻骨左侧骨质吸收,呈膨胀性改变;MRI 平扫(C、D)示左侧鼻腔内病灶信号较混杂,T₂WI 以明显高信号为主,T₁WI 以稍低信号为主,其内见条状、斑点状 T₁WI 及 T₂WI 低信号;增强(E)病灶边缘及间隔呈条片状不均匀轻度强化,病灶与周围结构分辨尚清;镜下病理(F)见排列不规则的软骨细胞,局部可见肿瘤侵蚀周围骨质结构(HE,×100)。

【诊断思路及鉴别诊断】

与影像学表现有关的软骨瘤和软骨肉瘤主要有两大病理特点：①多有包膜，境界清楚；②软骨瘤由分化良好的透明软骨构成，也可由各型软骨混合组成，软骨肉瘤主要由恶性软骨细胞和软骨基质构成。肿瘤大者，中心部分可有黏液性变、囊性变、坏死、钙化、骨化等。CT和MRI联合应用有助于本病的明确诊断及了解病变的侵及范围。

鼻腔和鼻窦内膨胀性肿块，有包膜，CT显示肿块内见团块状骨化或散在多发骨化影，MRI增强显示肿块内有网格或条索状强化，有完整包膜，可提示软骨源性肿瘤。

第五节　骨　肉　瘤

【简介】

骨肉瘤（osteosarcoma）是一种高度恶性的骨组织肿瘤，起源于骨或软组织。好发于长骨的干骺端，原发于颅面骨者少见，约占头颈部肿瘤的0.5%～1%。病变确切原因不明，可能与外伤、放疗、佩吉特病、纤维异常增殖症有一定关系，鼻咽癌放疗后，照射野附近易诱发鼻腔和鼻窦骨肉瘤。增生的肿瘤细胞可以产生肿瘤性骨样组织和不成熟的骨组织。

鼻部骨肉瘤可以原发于下颌骨、鼻腔和鼻窦（上颌窦、筛窦、蝶窦和额窦），鼻骨少见。好发于30岁左右，男性略高于女性，患者症状和体征依肿瘤的大小和部位而定，可以有面部畸形、鼻部隆起、鼻塞、鼻出血、复视、眼球突出、活动受限、失明、局部肿胀、感觉减退等。侵犯颅内可以出现头痛、颅压增高、视盘水肿等。

手术切除为骨肉瘤首选治疗方法。术前放疗、术后化疗有助于防止局部复发和远处转移。5年生存率约为2%～25%，患者常因局部复发或颅内侵犯死亡。

【病理基础】

1. **大体检查**　肿瘤呈灰白色、灰红色，切面呈灰红色，质地中等偏硬。

2. **镜下表现**　镜下骨肉瘤的基本病理改变为异形的成骨细胞产生肉瘤性恶性细胞而形成的不规则肿瘤性骨样组织或骨，肿瘤细胞常为短梭形、多边形、椭圆形或圆形，胞浆多少不等，胞核大，形状和体积不均匀，核膜、核仁清楚。可见核分裂，瘤巨细胞多见。有时在肿瘤组织中还可以见到一些软骨成分。

经典型骨肉瘤具有广泛的免疫组织化学表达谱，但诊断价值有限。

【影像学表现】

1. **CT表现**　鼻腔和鼻窦软组织密度为主的团块影，呈膨胀性扩展并伴有不规则溶骨性骨质破坏，内见散在不规则骨性密度影（肿瘤骨）。肿瘤骨是与其他肿瘤鉴别的重要依据，增强后软组织肿块可不均匀明显强化。放疗后诱发的骨肉瘤CT表现与原发骨肉瘤相似，可见不规则软组织增生，伴有溶骨性骨质吸收破坏及肿瘤骨增生。

2. **MRI表现**　软组织T_1WI呈不均匀等信号，T_2WI呈不均匀中度或略偏高信号，增强后肿块不均匀强化，肿瘤骨在T_1WI、T_2WI均显示为等低信号，增强后呈不均匀明显强化。

【典型病例】

病例1　患者，女，55岁，右眼球渐近性突出3月余，右前额扪及肿块。诊断为右侧额窦骨肉瘤，见图9-5-1。

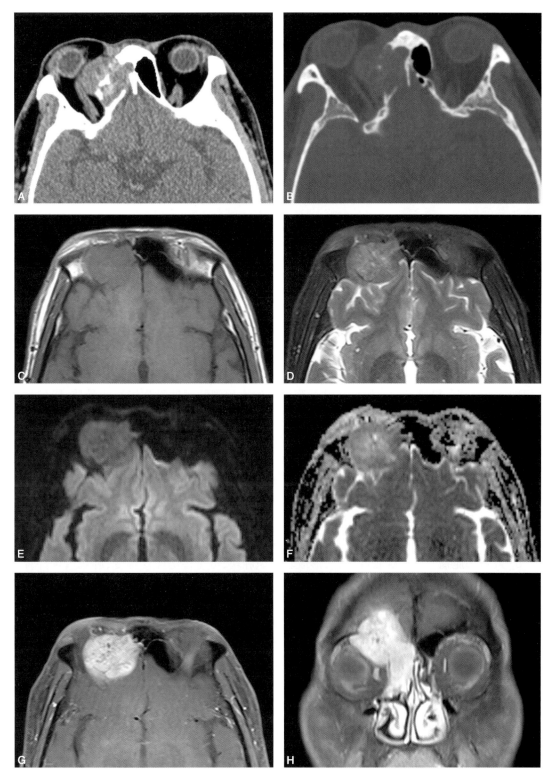

图 9-5-1　右侧额窦骨肉瘤

CT 示右侧额窦及筛窦软组织肿块伴骨质破坏，病变内见散在斑片状骨性高密度灶，肿瘤累及右侧眼眶顶部，右侧眼外肌及视神经受压移位（A、B）；MR 平扫病变在 T_1WI 呈稍低信号、脂肪抑制 T_2WI 以稍低信号为主，混杂少量高信号，DWI 呈稍低信号，ADC 图无明显弥散受限，增强扫描呈不均匀明显强化（C~H）。

病例2　患者,男,57岁,鼻咽癌根治性放疗术后6年,左侧鼻前庭区肿胀、牙痛伴涕中带血半年。诊断为左侧额窦骨肉瘤,见图9-5-2。

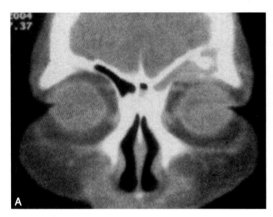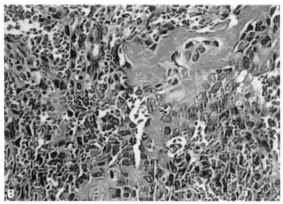

图9-5-2　左侧额窦骨肉瘤

A.CT扫描发现左侧额窦内软组织密度影填充,内见骨样密度;B.病理示核大深染的瘤细胞,并可见肿瘤性骨样组织及明显的核分裂(HE,×400)。

【诊断思路及鉴别诊断】

CT和MRI联合应用有助于本病的明确诊断及病变的侵及范围。与影像学表现有关的主要病理特点是成骨细胞产生肉瘤性恶性细胞形成的不规则肿瘤性骨样组织或骨质,影像学显示鼻腔和鼻窦不规则强化团块状软组织肿块,肿块内可见不规则高密度肿瘤骨伴溶骨性骨质吸收破坏,临床有肿瘤放疗史的要考虑放疗诱发的骨肉瘤。

临床需要与以下肿瘤相鉴别。

1. 软骨肉瘤　肿瘤呈不规则软组织肿块,肿块内大块或散在多发骨化、钙化影和多房样囊变影,增强后骨性部分不强化,局部可呈典型的网格样强化。

2. 鼻腔鼻窦癌　肿瘤呈不规则软组织肿块,往往伴有溶骨性骨质破坏,一般无肿瘤骨形成,少部分可见钙化灶。

3. 成骨细胞瘤　肿瘤膨胀性生长,形成软组织肿块,可见多房样囊性变,肿块内少许骨化钙化影,增强后囊壁强化明显。

第六节　其他少见肿瘤

一、骨血管瘤

【简介】

骨血管瘤(hemangioma of bone)是骨内呈瘤样增生的血管组织,掺杂于骨小梁之间,不易将其单独分离。由来自中胚叶异常增生的毛细血管型或海绵状血管型的新生血管组成。其中一部分为肿瘤样畸形或错构瘤,而另一部分为真正的良性肿瘤。血管瘤可以发生于身体的各个部位,也可发生于骨内,但后者远比发生于其他部位的血管瘤少见,骨血管瘤有时与其他部位的血管瘤同时存在。

骨血管瘤好发年龄为10~30岁,男女患者之比约2:1。椎骨与颅骨常见,其他骨中少见。

位于鼻腔的主要症状为鼻塞、鼻出血、流涕等。位于鼻窦者可出现鼻出血,当肿块增大充满整个窦腔,可阻塞鼻窦开口,破坏周围骨壁,侵入眼眶可引起眼球突出、眼球运动障碍、复视、视力减退,侵入颅内可引起头痛、颅压升高、视盘水肿等症状。

【病理基础】

1. **大体检查**　肿瘤位于骨壳内,骨质普遍稀疏,呈蜂窝状,内有粗大、硬化而分布不均的纵向骨嵴,与正常骨分界清晰。肿瘤呈暗红色或灰红色,血管丰富,极易出血。肿瘤使骨质膨胀变薄,在瘤壁上常可见粗糙、硬化的不规则骨嵴。

2. **镜下表现**　肿瘤由大小不等的血窦及扭曲的毛细血管构成。血窦实际上为扩张的薄壁静脉,属于毛细血管或小静脉,只有单层内皮细胞内覆。毛细血管大小不一,厚度不等,血管之间为脂肪性骨髓间质。肿瘤边缘可有残存的正常骨小梁,在肿瘤组织间可见脂肪性骨髓。

组织学上分为海绵状血管瘤及毛细血管瘤,前者多见于脊柱和颅骨,后者多见于扁骨和长管骨干骺部。以血管的瘤样畸形、薄壁的毛细血管或大血管增生、管腔扩大及血性窦腔形成为特点。肿瘤在骨小梁内穿行,部分骨小梁受压吸收、破坏,残留的小梁为适应压力代偿性增粗,表现为纵行排列或网眼状。若肿瘤或血窦较大,其周围骨小梁破坏消失,表现为囊状或多房状。骨血管瘤可分为3型。

(1) 日光型:多见于颅骨。被肿瘤破坏的透光区可见自中央向四周放射的骨间隔,颇似"日光放射",为其典型表现。

(2) 垂直型:多见于脊柱。骨小梁广泛吸收,但有部分骨小梁增生和增厚,出现垂直交叉的粗糙骨小梁,形成栅栏状或大网眼状,椎体的外形及椎间隙可保持正常。

(3) 泡沫型:多见于长骨。肿瘤呈泡沫状囊肿样,多偏心性生长,患骨局部梭形膨胀,周围骨皮质变薄,一般无骨膜反应。

【影像学表现】

1. **CT 表现**　典型 CT 表现为鼻腔和鼻窦内膨胀性类圆形肿块,肿块边缘尚清,肿块内可见由中央向四周放射状排列的骨性间隔,好似"日光放射"样改变,为骨血管瘤特征性表现,增强后肿块可明显不均匀强化。

2. **MRI 表现**　肿块在 T_1WI 呈等低混杂信号,T_2WI 呈低等高混杂信号,增强后不均匀明显强化。

【典型病例】

病例 1　患者,女,50 岁,左眼视物模糊 3 月余入院。诊断为左侧颞骨鳞部海绵状血管瘤,见图 9-6-1。

【诊断思路与诊断要点】

CT 和 MRI 联合应用有助于本病的明确诊断并了解病变的侵及范围。

诊断思路及要点:鼻腔和鼻窦内团块状肿块,CT 上可见典型的由中央向四周放射的骨性间隔,好似"日光放射"样改变,增强后肿块可明显不均匀强化。

鉴别诊断:①骨血管瘤病,为一种先天性疾患,即骨的多发性血管瘤,病变广泛,可侵及软组织,甚至内脏。②骨血管内皮瘤,是介于骨血管瘤和骨血管肉瘤之间的一个中间类型,常为低度恶性,肿瘤特点为可见实性细胞条索和血管内皮细胞,血管腔被增生的内皮细胞充填,呈实性细胞条索或仅有很少的管腔。骨组织由于供血减少,骨小梁破坏、吸收,呈不规则溶骨性骨质破坏。③骨化性纤维瘤,CT 表现为高密度不均匀的骨化肿块,肿块呈类圆形,可分叶,边界多清楚、光滑;瘤体可有多发结节状低密度的囊性变,有致密包壳。

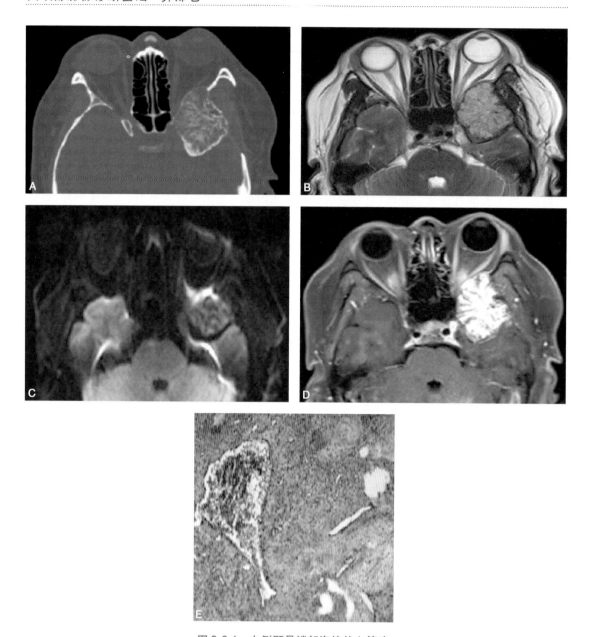

图 9-6-1 左侧颞骨鳞部海绵状血管瘤

A.CT 轴位示左侧颞骨鳞部、蝶骨大翼处不规则类圆形高密度影,呈膨胀性向颅内及左侧眼眶生长,左侧外直肌及视神经管受压,病灶外缘清晰锐利,其内可见"日光放射"样新生骨小梁;B. 头颅 MR 轴位 T_2WI 示左侧颞部混杂高信号,病灶周围未见明显水肿带,可见低信号环;C.DWI 呈不均匀略高信号;D. 脂肪抑制增强 T_1WI 轴位呈明显强化;E. 镜下病理可见大量碎骨组织及增生的血管及纤维组织,符合海绵状血管瘤的病理表现(HE,×100)。

二、成骨细胞瘤

【简介】

成骨细胞瘤(osteoblastollma)又称骨母细胞瘤。良性成骨细胞瘤由 Jaffe 和 Lichtenstein 于 1956 年首先提出,后由 Schajowicz 等指出其为低度中间性恶性肿瘤,认为其具有侵袭性,故现将成骨细胞瘤分为良性和恶性(侵袭性)两类。其特点为产生大量钙化不良的肿瘤性骨样基质。好发年龄为 15~30 岁,80%患者年龄小于 30 岁,25 岁左右为发病高峰;男女之比为(2~3):1。本病临床少见,约占原发性骨肿瘤的 1%,好发于脊柱和四肢长骨,发生于鼻窦者罕见,约占成骨细胞瘤 2%,以筛窦最多见。成骨细胞瘤的临床表现无特异性,治疗应局部彻底切除,同时保留邻近的重要器官,如眼球等。

患者症状和体征依肿瘤的大小和部位而定,可以有鼻塞、鼻出血、复视、眼球突出、活动受限、失明、局部肿胀、感觉减退等。侵犯颅内可以出现头痛、颅压增高、视盘水肿等。

【病理基础】

1. **大体检查**　肿瘤外周为反应性皮质骨形成的薄壳,成骨细胞瘤含有丰富的血管,故呈粉红色、红色或紫红色肉样组织,紧附于腔壁,不易刮除,有砂粒感,质地随肿瘤内钙化程度而定。钙化程度高者,表现较坚实或坚硬;颗粒状或砂粒状钙化者,则较脆弱,易碎裂,在质地柔软的区域内亦可出现囊性变。肿瘤表面的骨皮质显著变薄,甚至被侵蚀,但骨外膜保持完整。肿瘤周围可有一个狭窄的反应性硬化带。

2. **镜下表现**　镜下可见肿瘤血管丰富并由疏松纤维的基质构成,其中含有丰富的成骨细胞集结成巢状、条索状或片状,其形状大小较一致,并有排列规则的骨样组织形成和分化成熟的骨小梁,其粗而短,排列杂乱无序,小梁骨间有大的血池。侵袭性成骨细胞瘤属低度恶性肿瘤,基本组织学结构与良性成骨细胞瘤相似,但其成骨细胞更趋丰富,部分成骨细胞体积较大,可见核分裂,瘤细胞生长活跃,侵犯周围组织。

【影像学表现】

1. **CT 表现**　可见明显膨胀性生长的肿块伴骨质破坏,边界较清楚;肿块内呈混杂密度,可见大小不等的多房样囊变区,CT 表现为中低密度,增强后无明显强化,囊壁可强化,伴出血时密度增高。肿瘤内可见钙化和骨化,CT 表现为小片高密度影。

2. **MRI 表现**　肿瘤大部分囊变区 T_1WI 呈低信号,其内钙化、骨化及包壳呈更低信号,囊变区 T_2WI 呈明显高信号,骨化、钙化为低信号,增强后肿瘤呈不均匀明显强化,为多房性强化,囊变区无强化。

【典型病例】

病例 2　患儿,女,14 岁,右侧鼻塞和严重头痛 3 年余。诊断为右侧中鼻甲成骨细胞瘤,见图 9-6-2。

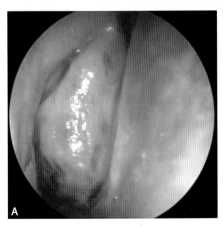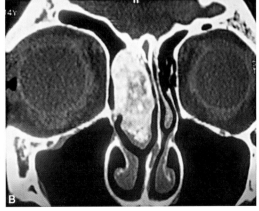

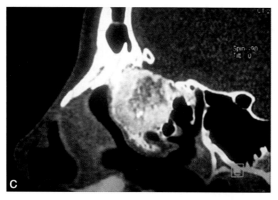

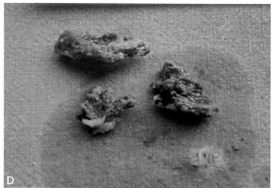

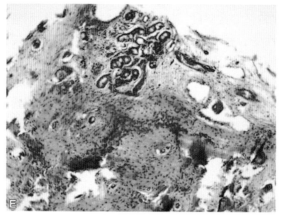

图9-6-2　右侧中鼻甲成骨细胞瘤

鼻内镜(A)、CT冠状位及矢状位(B、C)示右侧中鼻甲膨胀性生长的骨性占位,边界清晰,可见小房样囊变区;大体检查(D)可见肉样组织;镜下病理(E)显示肿瘤组织由成骨细胞、骨样基质及骨组织构成,周边可见增生的成骨细胞(HE,×100)。

病例3　患者,男,66岁,进行性左侧眼球突出及溢泪数年。诊断为左侧上颌窦及筛窦成骨细胞瘤,见图9-6-3。

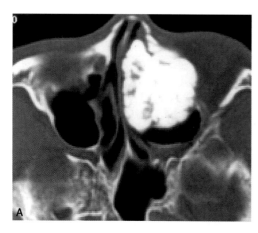

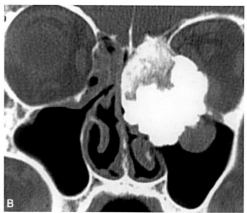

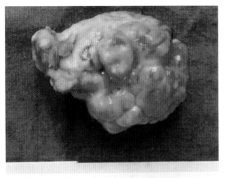
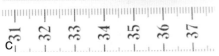
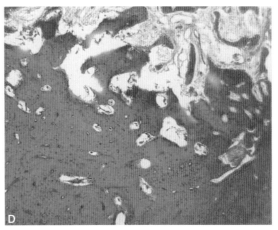

图9-6-3　左侧上颌窦及筛窦成骨细胞瘤

CT 轴位(A)及冠状位(B)示左侧上颌窦及筛窦不规则分叶状高密度影,内见小房样囊变区,肿瘤呈膨胀性向颅内及左侧眼眶生长,左侧外直肌及下直肌受压;病理(C、D)示血管化良好的纤维组织及可见分散的骨小梁的类骨质(HE,×100)。

【诊断思路及鉴别诊断】

CT 和 MRI 联合应用有助于本病的明确诊断并了解病变的侵及范围。

诊断要点:CT 表现为多房性不规则膨胀性软组织肿块,增强后不均匀强化明显,伴骨化、钙化和囊变区。

鉴别诊断:①骨巨细胞瘤,发病年龄为 20~40 岁,膨胀显著,肥皂泡样骨破坏区为其典型表现,肿瘤内有不同程度的溶骨性改变和残留骨嵴,多无斑点状钙化,边缘多无硬化。②骨肉瘤,为团块状软组织大肿块,成骨型骨肉瘤可见特征性的肿瘤骨,常见骨膜反应,部分患者有肿瘤放疗病史。③成软骨细胞瘤,好发于 10~20 岁,边缘清晰,常见硬化边,肿瘤内有骨小梁,其内可见斑点状钙化。

第七节　鼻窦骨源性肿瘤的影像学诊断思路

1. 诊断思路

(1) 定位:鼻窦骨源性肿瘤的定位一般不难,关键是要明确肿瘤的累及范围。

(2) 定性:骨源性肿瘤中,病灶小,边界清楚,内部信号均匀,多考虑为良性肿瘤性病变;反之,病灶大,边界不清,周围脂肪间隙模糊,内部信号不均,则考虑恶性肿瘤的可能性大。

(3) 综合判断:患者年龄、性别、临床症状、病灶的部位及增强检查强化情况有利于定性诊断。

2. 鉴别诊断思路

(1) 定位鉴别:鼻窦骨源性肿瘤的定位一般不难。

(2) 鉴别诊断:要确定是否为鼻窦骨源性肿瘤,需鉴别非骨源性肿瘤,掌握部分骨源性肿瘤的典型影像征象(如软骨肉瘤及骨肉瘤的肿瘤骨的特征)非常重要。

(3) 鼻窦常见骨源性肿瘤鉴别诊断要点　见表 9-7-1。

表 9-7-1 鼻窦常见骨源性肿瘤鉴别诊断要点

肿瘤类别	发病年龄、性别	发病部位	特征性影像学表现
骨瘤	男性略高于女性,多见于 20~40 岁	好发额窦、筛窦	类圆形或分叶状,边界清晰;密质型骨瘤密度均匀;基底宽广或有蒂,外表光滑;CT 为首选的检查方法
骨化性纤维瘤	好发于少儿时期及 30~40 岁,女性略高于男性	颅骨以筛骨、额骨、蝶骨部多见,面骨以上颌骨受累为多	椭圆形、卵圆形或分叶状骨性密度肿块,边界清楚,CT 显示密度不均匀,有薄的骨性包壳
骨纤维异常增殖症	儿童和青少年好发,60% 在 20 岁以前,男女发病为 1:2	上颌骨及颞骨多见	单骨或多骨弥漫性增生肥厚膨大,呈均匀致密磨玻璃样改变,与正常骨分界不清楚,可伴囊变,无明显包壳
软骨源性肿瘤	35 岁以后发病率逐渐增高。男性多于女性	可发生于筛窦、鼻腔鼻中隔,少见于上颌窦和蝶窦	鼻窦、鼻腔内膨胀性肿块,有包膜,CT 示团块状骨化或散在多发骨化影,增强 MRI 示肿瘤网格状或条索状强化,包膜可强化
骨肉瘤	好发于 30 岁左右,男性略高于女性	可原发于下颌骨、鼻腔及鼻窦,鼻骨少见	鼻窦、鼻腔不规则团块状软组织肿块,肿块内可见不规则高密度肿瘤骨,可伴溶骨性骨质吸收
骨血管瘤	10~30 岁高发,男女患者比 2:1	好发于脊柱及颅骨,鼻腔少见	鼻腔和鼻窦内团块状肿块,CT 可见典型的"日光放射"样骨性分隔,增强后肿块可明显不均匀强化
成骨细胞瘤	好发于 15~30 岁的青少年;男略多于女	好发于脊柱和四肢长骨,发生于鼻窦者以筛窦多见	CT 表现为多发性不规则膨胀性肿块,MRI 增强后不均匀强化,伴有骨化钙化及囊变

报告书写规范要点

注意病变部位及大小,信号/密度情况,T_2WI、T_1WI、DWI 信号特点的描述,以及增强扫描动脉期和静脉期表现如何;注意病灶边界(清/不清)、与周围组织关系、邻近骨质改变的情况;注意所示范围内双侧颈部淋巴结情况描述。

═══ 练习题 ═══

1. 名词解释

奥尔布赖特综合征

骨性狮面

2. 选择题

(1) 关于鼻窦骨化性纤维瘤的 CT 表现,说法不正确的是

　　A. 大多边缘清楚,肿块周边有厚薄不一的骨性包壳

　　B. 瘤体周壁和肿块内可见钙化和骨化

　　C. 肿块内密度均匀

D. 被侵犯的鼻窦窦腔可膨大变形、窦壁变薄或为肿瘤取代

E. 肿瘤亦可向邻近的眼眶和颅底扩展,表现为膨胀压迫性改变

(2) 关于鼻部骨瘤,说法错误的是

A. 骨瘤好发于额突、筛窦

B. 生长缓慢,可无自觉症状

C. X线平片或CT扫描显示鼻窦内骨性高密度肿块,呈圆形或分叶不规则状,边界清楚

D. 为鼻部最常见的良性肿瘤

E. 骨瘤多见于鼻窦内,而原发于鼻腔和外鼻部的骨瘤很少见

(3) 关于鼻部骨纤维异常增殖症,不正确的是

A. 影像学表现为骨性密度病变,呈均匀致密毛玻璃样改变

B. 可伴有囊变区,可同时累及多骨,边界不清

C. MR检查为等低混杂信号,增强后可部分强化,无特异性改变

D. 虽非真正肿瘤,但具有良性肿瘤的许多特征

E. 手术切除的目的在于切除病变组织,改善畸形和恢复受累器官的生理功能,故应广泛切除

(4) 关于鼻部软骨源性肿瘤,说法不正确的是

A. 早期施行根治性手术是治疗软骨瘤和软骨肉瘤唯一有效的方法

B. 软骨瘤经完整切除后不易复发

C. 软骨瘤有恶变成软骨肉瘤的可能

D. 软骨肉瘤生长缓慢,具有侵犯周围组织的倾向,区域淋巴结转移较少(8%)

E. 软骨肉瘤晚期可血行转移至肺部

(5) 关于骨肉瘤,不正确的是

A. 一种高度恶性的骨组织肿瘤,起源于骨或软组织

B. 好发于长骨的干骺端,原发于颜面骨者少见,约占头颈部肿瘤的0.5%~1%

C. 增生的肿瘤细胞可以产生肿瘤性骨样组织和不成熟的骨组织

D. 鼻腔和鼻窦骨肉瘤影像学显示不规则强化团块状软组织肿块,肿块内可见不规则高密度肿瘤骨伴骨质溶骨性骨吸收破坏

E. 临床有肿瘤放疗史者无需考虑放疗诱发的骨肉瘤

3. 简答题

(1) 简述骨血管瘤的典型影像学表现。

(2) 简述鼻窦骨瘤的典型影像学表现。

(3) 简述鼻窦骨化性纤维瘤的典型影像学表现。

(4) 简述鼻窦骨肉瘤的典型影像学表现。

(5) 简述鼻窦骨纤维异常增殖症的典型影像学表现。

选择题答案: (1) C　(2) D　(3) E　(4) B　(5) E

（白光辉　陈　裕）

===== 推荐阅读资料 =====

［1］ 杨本涛,王振常,刘莎,等.鼻眶部软骨肉瘤的 CT 和 MRI 诊断.中华放射学杂志,2006,40(6):572-576.

［2］ ZHU W,HU F,ZHAO T,et al. Clinical characteristics of radiation-induced sarcoma of the head and neck:review of 15 cases and 323 cases in the literature. J Oral Maxillofac Surg,2016,74(2):283-291.

［3］ PAPALAS J A,WYLIE J D,VOLLMER R T. Osteosarcoma after radiotherapy for prostate cancer. Ann Diagn Pathol,2011,15(3):194-197.

［4］ 潘宇澄,黄文虎.额窦原发恶性肿瘤的 CT 和 MRI 表现.中国临床医学影像杂志,2016,27(12):855-858,863.

［5］ MAKIMOTO Y,YAMAMOTO S,TAKANO H,et al. Imaging findings of radiation-induced sarcoma of the head and neck. The British Journal of Radiology,2007,80(958):790-797.

［6］ YANG Y,GUAN J,MA W,et al. Primary intraosseous cavernous hemangioma in the skull. Medicine(Baltimore),2016,95(11):e3069.

［7］ INAKA Y,OTANI N,NISHIDA S,et al. A case of primary intraosseous cavernous hemangioma extending from the orbital rim to the sphenoid wing:A case report. No Shinkei Geka,2014,42(11):1051-1056.

［8］ 蔡凯丽,赵继全,张穗诚.鼻腔及鼻窦软骨肉瘤一例.海南医学,2018,29(24),3551-3552.

［9］ 孙图,任翠萍,王乾.少见部位骨海绵状血管瘤 2 例.中国医学影像学杂志,2017,25(11):862-863.

［10］ 许尚文,张雪林,曾建华,等.骨母细胞瘤的 MRI 诊断价值.放射学实践,2005,20(3):245-247.

索　引